|新訂版|

緊急ACP

悪い知らせの伝え方、大切なことの決め方

伊藤 香
帝京大学医学部外科学講座 病院准教授
帝京大学医学部附属病院高度救命救急センター

大内 啓
ブリガム・アンド・ウィメンズ病院救急部指導医
ハーバード・メディカル・スクール准教授

医学書院

本書は2022年2月に小社から発売した『緊急ACP VitalTalk
に学ぶ悪い知らせの伝え方，大切なことの決め方』をベースに
加筆・修正を行い，新たに刊行したものです。

本書で扱う症例・会話例は，筆者の経験をもとに創作
した「医学的にみて回復が見込めない」症例および，
そこで交わされる会話例です。

新訂版 緊急 ACP
―悪い知らせの伝え方、大切なことの決め方

発　　行　2022 年 2 月 1 日　　第 1 版第 1 刷
　　　　　2022 年 12 月 15 日　　第 1 版新訂版第 1 刷ⓒ
　　　　　2023 年 10 月 1 日　　第 1 版新訂版第 2 刷
著　　者　伊藤 香・大内 啓
発行者　株式会社　医学書院
　　　　　代表取締役　金原　俊
　　　　　〒113-8719　東京都文京区本郷 1-28-23
　　　　　電話　03-3817-5600(社内案内)
印刷・製本　アイワード

執筆者一覧

執筆

伊藤 香
帝京大学医学部外科学講座 病院准教授／帝京大学医学部附属病院高度救命救急センター
Kaori Ito, MD, PhD
Associate Professor, Department of Surgery, Division of Acute Care Surgery, Teikyo
University School of Medicine

大内 啓
ブリガム・アンド・ウィメンズ病院救急部指導医／ハーバード・メディカル・スクール准教授
Kei Ouchi, MD, MPH
Associate Professor of Emergency Medicine, Department of Emergency Medicine,
Brigham and Women's Hospital; Harvard Medical School

執筆協力

植村健司
マウントサイナイ医科大学老年・緩和医療科 助教
Takeshi Uemura, MD
Assistant Professor, Brookdale Department of Geriatrics and Palliative Medicine, Icahn
School of Medicine at Mount Sinai

大西恵理子
オレゴン健康科学大学家庭医療科 助教／セーラム病院成人緩和医療科入院部門 医師
Eriko Onishi, MD, MCR, PhD
Assistant professor, Oregon Health and Science University, Department of Family
Medicine; Salem Hospital Inpatient Palliative Care Physician

中川俊一
コロンビア大学 内科准教授，成人緩和医療科入院部門ディレクター
Shunichi Nakagawa, MD
Associate Professor of Medicine; Director, Inpatient Palliative Care Services;　Columbia
University Medical Center

湯浅美鈴
聖隷三方原病院ホスピス科 医長
Misuzu Yuasa, MD
Physician, Hospice Division, Seirei Mikatahara General Hospital

(50音順)

特別寄稿

樋口範雄
武蔵野大学法学部法律学科 特任教授（東京大学名誉教授）
Norio Higuchi, LLB
Professor of Law, Faculty of Law, Musashino University; Professor Emeritus, University of
Tokyo

はじめに

　ACP（Advance Care Planning）とは，一般的には「今後の治療・療養について患者・家族と医療従事者が "あらかじめ" 話し合う自発的なプロセス」とされています。本書のタイトル「緊急ACP」は，「あらかじめではなく，まさにいざという場面で」行われるものであり，従来のACPのイメージと少し違うかもしれません。しかしながら，米国の複数の専門家によるACPの定義に関する議論の中では，将来のことを見据えて治療のゴールの話し合いをする時，最終的には，「まさに今起きていること」へ収束することが多いため，病気になった，まさにその時に行う会話も，広義のACPであると結論づけられています[1]。

　日本ではACPはまだ広くは普及しておらず，もともと人生の最終段階にあるような患者さんであったとしても，重症疾患で救急外来に搬送された時に，最期をどう迎えたいかという明確な意思表示をしていないことがほとんどです。だからといって，患者さんの価値観を確かめもずに治療のゴール設定をすることは，患者中心の医療とはいえないでしょう。救急外来や急性期病棟，集中治療室という患者さんが生命の危険と隣り合わせになるような場面であっても，緊急でACPを試み，できるだけ患者さんの価値観を踏まえたゴール設定をする必要があります。

　この「緊急ACP」を進めるためのコミュニケーションスキルトレーニングとして，本書ではVital Talkを紹介します。

　私がVital Talkのトレーニング・プログラムを受講したのは，米国で外科集中治療フェローシップを開始する直前のオリエンテーション期間中のことでした。その病院では，新任の集中治療フェロー全員に受講が義務づけられており，集中治療室で生命の危機が迫る患者さんや家族とのgoals-of-care discussionの手法を模擬患者とのロールプレイを通じて学びました。

　当時は，これから最重症患者の命を助けるためのフェローシップを始めるというのに，なぜ患者さんが死に瀕した時の会話を勉強させるのだろう，と疑問に思っていました。しかしながら，フェローシップ開始後，集中治療室では，ありとあらゆる生命維持装置の使用が可能であるがゆえに，一歩間違うと，誰も望まない機能予後を度外視した無益な延命治療につながってしま

う危険があるため，担当する医療従事者には，患者さんの価値観を引き出して，それに見合った治療方針を提案していく能力が必要不可欠であることに気づかされました。

　私は，Vital Talkのトレーニング・プログラムを受講するまでは，goals-of-care discussionがとても苦手で，強い抵抗を感じていました。しかし，プログラムを受講し，「悪い知らせ」を伝えなくてはいけない医療者側のストレス，聞かされる患者さん側の悲嘆や怒りといった感情，それらはgoals-of-care discussionでは予想された流れであり，それに対応するためのスキルは，手術の手技などと同様にトレーニングによって身につけられることを知り，それからは，真正面から患者さんと向き合えるようになりました。

　日本に帰国後，救命センターに配属され，重症疾患急性期で終末期となる患者を多く診療するようになり，日本の救急・集中治療の現場でもVital Talkの手法が役に立つと確信し，仲間たちと共に「かんわとーく（旧バイタルトーク日本版）」の活動を始めました。

　本書の初版は，新型コロナウイルス感染症パンデミックの最中，2022年1月に発行されました。しかし発行後間もなく，諸般の事情により販売の継続ができなくなりました。このたび出版上の問題をクリアし，前版の内容に新たな症例を追加した上で，新訂版として発行をすることができました。

　感染症パンデミックを経て，日本の医療現場では，患者さんの価値観を尊重した意思決定の重要性が際立ってきたと感じております。本書を手にする方に，患者さんの価値観を引き出し，患者さんにとって最良のゴール設定ができるような会話のスキルと，そのトレーニング方法を伝えることができたらと願っています。

　　2022年11月

　　　　　　　　　　　　　　　　　　　　　　　　　　伊藤 香

文献
....

1) Sudore RL, Lum HD, You JJ et al.: Defining Advance Care Planning for Adults: A Consensus Definition From a Multidisciplinary Delphi Panel. J Pain Symptom Manage, 53（5）: 821-32, 2017.

Contents

Part **1**
基本的スキルを
"よくある場面"で使ってみる│001

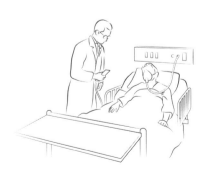

Vital Talkを深めるためのColumn

Tips!

ブックデザイン◉遠藤陽一（デザインワークショップジン）
イラスト◉櫻井ゆきのり

Prologue

◉———Vital Talkについて

　Vital Talk（バイタルトーク）とは，腫瘍内科医であり緩和ケア専門医でもあるAnthony Backらが，「何が一番大事なのかを巧みに話し合える医師によるケアが，すべての重症患者に届くような世界をつくること」をビジョンに掲げて考案された，患者や家族とのコミュニケーションスキルトレーニングです。米国では1万人以上が研修コースを受講し，500人以上がコースを独自で教える技術をもつファカルティ資格を取得しています。

　Vital Talkで使われるのは，患者と医療者のコミュニケーションスキルのツールとして臨床で広く使われている，悪い知らせを伝えるための**SPIKES**，感情を言語化する**NURSE**，治療のゴールを話し合う**REMAP**などのスキルです。

　Vital Talkでは，これらのスキルを活用しながら，重篤な疾患をもつ患者やその家族に悪い知らせを伝えたり，治療のゴールや心肺蘇生について話し合う場面で会話を導くための枠組み（ロードマップ）が示されています。トレーニングの参加者は，模擬患者を使ったロールプレイを行ったり，参加者同士で意見を交わしたりすることで，難しい局面でのコミュニケーションスキルを高めることができます。

　2019年には，筆者らVital Talk研修会をアメリカで受講しファカルティ資格を取得している日本人医師メンバーによって，Vital Talk研修会の日本版の開発を行ってきました。研修会などを通し，Vital Talkのスキルを体験する機会も提供しています（日本では「かんわとーく」の名称で活動）。

　Vital Talkについての詳細は，下記をご参照ください。

- Vital Talk本部：https://www.vitaltalk.org/
- かんわとーく：https://www.facebook.com/kanwatalk/
- Anthony Back, Robert Arnold, James Tulsky（植村健司 訳）：米国緩和ケア医に学ぶ医療コミュニケーションの極意．中外医学社，2018.

◉————なぜ会話のトレーニングが必要なのでしょうか？

　医療者と患者・家族が良好なコミュニケーションをとることは，患者中心の医療を実現するために不可欠です。Vital Talkの創始者らによる数々の研究で，医療者がコミュニケーションスキルトレーニングを受けることで，悪い知らせを伝えなくてはならない困難な場面での会話に対する心構えができるようになった，医療者の会話に対する自信につながった，患者からの信頼が増した，目指すゴールにより則した治療が行えるようになった，などの結果が明らかになっています[1,2]。

　Vital Talkは，もともとは腫瘍内科医ががん患者にがんの告知などの「悪い知らせ」を伝える会話のトレーニングとして開発されましたが，その後，様々な専門分野に応用され，老年医療[3]，腎臓内科[4]，循環器内科[5]，さらには救急医学[6]や集中治療[7]の分野でも，患者との会話のトレーニングに役立つことが明らかになりました。Whiteらが2018年に『New England Journal of Medicine』に発表したランダム化比較試験では，集中治療医がトレーニングを受けた場合，受けていない場合に比べて，治療のゴール決定のための会話の質が改善し，患者や家族の満足度が高くなることが示されました[7]。また，米国集中治療学会のガイドラインでは，集中治療医がコミュニケーションスキルトレーニングを受けることが推奨されており，急性期疾患で重症となっている患者や家族との会話においても，その効果が証明されています[8]。

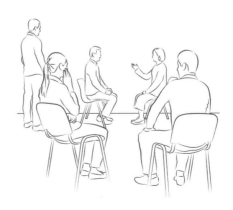

◉────本書について

Vital Talkは，重篤な疾患をもつ患者とその家族を対象に，時間の限られた臨床での利用が想定されています。救急外来や集中治療室などの救急医療は，限定された時間内で対話を進め，患者や家族にとって最善の治療のゴールを見極めなければならないことから，特にVital Talkのスキルが有用となる領域です。

そこで本書では救急医療に焦点を当て，Vital Talkのスキルを使った対話例を紹介しながら，対話の進め方のヒントやコミュニケーションスキルを深めるための解説をまとめています。

ぜひ興味のあるページから，対話例を読んでみてください。そして，自分ならどのように対話を進めるかを考えてみてください。明日からの臨床に役立つヒントが見つかるはずです。

Part 1

Vital Talkで活用する代表的なスキルであるSPIKES, NURSE, REMAPについて解説します。

「よくある対応」がスキルを使うことでどのように変化するかを見ていきましょう。

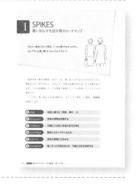

Part 2

救急医療の場でよくある症例を，救急外来，急性期病棟，集中治療室に分けて提示します。積極的治療を継続するか，見合わせるかといった難しい選択をする際には，患者や家族と共に最善の方法を探っていくために，SPIKES，NURSE, REMAPのスキルを組み合わせて対話を進めていきます。

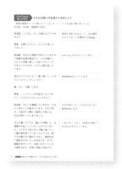

文献

1) Back AL, Arnold RM, Tulsky JA, et al.: Teaching communication skills to medical oncology fellows. J Clin Oncol,21 (12) : 2433-6, 2003.
2) Back AL, Fromme EK, Meier DE:Training Clinicians with Communication Skills Needed to Match Medical Treatments to Patient Values. J Am Geriatr Soc,67 (S2) : S435-41, 2019.
3) Kelley AS, Back AL, Arnold RM, et al.: Geritalk: communication skills training for geriatric and palliative medicine fellows. J Am Geriatr Soc,60 (2) : 332-7, 2012.
4) Schell JO, Cohen RA, Green JA, et al.:NephroTalk: Evaluation of a Palliative Care Communication Curriculum for Nephrology Fellows. J Pain Symptom Manage, 56 (5) : 767-73, 2018.
5) Berlacher K, Arnold RM, Reitschuler-Cross E, et al.: The Impact of Communication Skills Training on Cardiology Fellows' and Attending Physicians' Perceived Comfort with Difficult Conversations. J Palliat Med, 20 (7) : 767-9, 2017.
6) Grudzen CR, Emlet LL, Kuntz J, et al.: EM Talk: communication skills training for emergency medicine patients with serious illness. BMJ Support Palliat Care, 6 (2) : 219-24, 2016.
7) White DB, Angus DC, Shields AM, et al.: A Randomized Trial of a Family-Support Intervention in Intensive Care Units. N Engl J Med, 378 (25) : 2365-75, 2018.
8) Davidson JE, Aslakson RA, Long AC, et al.: Guidelines for Family-Centered Care in the Neonatal, Pediatric, and Adult ICU. Crit Care Med, 45 (1) : 103-28, 2017.

Part

1

基本的スキルを
"よくある場面" で
使ってみる

1 SPIKES
悪い知らせを話す際のロードマップ

「おととい面会に行った時は，いつもと変わりなかったのに。
なんでそんな急に悪くなっちゃったんですか？」

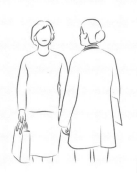

　救急外来や集中治療室（ICU）では，悪い知らせを伝えなければならない場面が少なくありません。その上で，今後の治療方針を話し合う必要があります。これは医療者にとっても患者や家族にとっても非常にストレスフルな場面です。

　ここでは，悪い知らせを話す際のロードマップ（想定した道筋），**SPIKES**を紹介します。

Setup	会話に備える（情報，場所，人）
Perception	患者の理解を把握する
Invitation	本題に入る前に患者の許可を得る
Knowledge	簡単にわかりやすく伝える
Emotion	患者の感情に対応する
Summarize	話し合った内容をまとめ，今後の方針を説明する

SPIKESとは？

悪い知らせを患者や家族に話すのは，医療者にとって荷が重いものです。「こんな話をしないといけないなんて，気が重いなぁ…」。こんなふうに感じたことはありませんか。

しかし，救急外来や集中治療室では，限られた時間内で患者や家族に悪い知らせを伝えるだけでなく，今後の治療方針について相談し，時には延命治療を行うかどうかまで家族や患者本人に尋ね，その場で結論を出さなければならない場面も少なくありません。

しかも，ほとんどの患者やその家族は，急な症状で病院へ運ばれ，そのまま重篤な状態となり，動揺していたり不安な気持ちが強くなっています。現実味がない状況を説明されても心の準備ができておらず，情報を理解できない場合がほとんどです。

救急外来では，初対面で切迫した状態の患者や家族と向き合いながら，治療と同時進行で，生命に関わる重要な決断を迫られる場合があります。

集中治療室では，入院患者のほとんどが重症なため，患者が自分で意思決定できる状態ではありません。そのため患者の家族と共に，患者の意思を推定しながら，価値観に沿った治療方針を慎重に話し合う必要があります。

これは，本来ACP（Advance Care Planning）で長い時間かけて行われる過程ですが，ACPについての情報が何もない場合，たった数時間，時には数分でこの話し合いをやり遂げなければなりません。これは経験だけでなくスキルが要求されるタスクです。

そんな時に会話の進め方として役に立つのが，悪い知らせを話し合う時のロードマップ，**SPIKES**のスキルです。**SPIKES**とは，悪い知らせを伝えるための6つの段階の頭文字をとったものです。

臨床の場で，ロードマップ通りに会話が進むことは，まずありません。でも**SPIKES**のスキルを頭に入れておくと，道に迷いそうになったり会話に行き詰まった時，次の一言を考える際にきっと役に立ちます。

Setup 会話に備える（情報，場所，人）

　必要とするものが揃っているか，まず確認します。医療者であるあなた自身が必要なもの，そして患者に必要なもの，両方の準備が必要です。

▼カルテやCT画像など，今日の話し合いに必要な臨床情報

- かかりつけ医のいる患者の場合は，事前にかかりつけ医に連絡を取って情報を収集しておき，そのことを患者に伝えることも大切です。すぐにかかりつけ医に連絡がつかない場合でも，連絡を取ろうとしていると伝えることが，患者に少しでも心を開いてもらえるきっかけになることがあります。
- 準備の段階で，病状についてどのように話すのか，患者側からどのような質問が想定されるのか，そしてそれにはどのように答えたらいいのか，を十分に考えておく必要があります。この時点での準備がその後の会話の成否を決めると言っても言い過ぎではありません。
- 病状が複雑な場合は，専門の科からの情報（予後など）を得ておくのも良いでしょう。また，病状について，話し合いに参加する全員が同じ理解であることを確認することも大切です。

▼プライバシーの保たれる場所

- 面会室などプライバシーの保たれる場所を確保します。患者や家族の手に取れる場所にティッシュボックスを置いたり，携帯電話をマナーモードにしておくなども必要な配慮です。

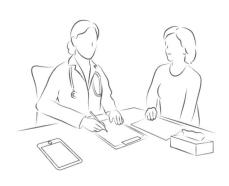

▼話し合いに参加する人

● 時間的な余裕がある場合は，話す内容によって（例えばそれが治療方針に関する重大なものであれば），患者側では誰が同席したほうがいいか（配偶者だけでいいのか，子どもも呼んだほうがいいのか，など），医療者側ではどうか（腫瘍内科医，外科医など），を考える必要があります。

Perception 患者の理解を把握する

「あなたの病気について，今まで他の医師からどのようなことを聞きましたか？」──このように尋ねられた時，患者が「誰からも何の説明も受けていません」などと答えたら，本題の悪い知らせに入る前に，今までの経過を振り返ることから始めないといけないでしょう（逆に，つい2日前に十分な会話がなされている場合は，病状の最初から話し始めるのは冗長になってしまうかもしれません）。

患者は実際に何も聞いていないのかもしれませんが，単に，他の医師からの話を理解していないだけの可能性もあります。

患者が何を知っているかということから話を始めることで，次の点を明らかにしていきます。

● 患者が何をどのように理解しているか

● 患者がどんな気持ちでいるか

● 患者がどの程度の情報であれば理解できそうか

● 患者が何を期待しているか（もし期待と正反対の話をしないといけない場合，それを事前に知ることができるから）

● 患者の健康や医療に関する意識の高さはどれくらいか

Invitation 本題に入る前に患者の許可を得る

患者に病状説明をしようとすると，得てして医師のほうから一方的に話を進めがちです。「これから病状について説明させていただいてもよろしいですか？」と患者側の許可を得ることで，話し合いの流れをつくる権限を患者に与えます。

実際には話の流れは医師がつくっていくことが多いのですが，許可を得ることで患者の心境にも配慮しようとしていること，患者のペースに合わせて話を進めていこうとしていることを明確に示すことができます。

　また，このInvitationを行うことで，これから話すのが「昨日の検査結果」なのか，「これまでの病状について」なのか，「今後の治療方針」なのか，を明確にすることができます。

Knowledge　簡単にわかりやすく伝える

　ここでは，Perceptionで患者の理解度や不安に思っている点などがすでにわかっているはずなので，それを念頭において自分の中で情報を微調整した上で，シンプルに情報を伝えます。

　悪い知らせを伝える時，患者にショックを与えたくないと考えるあまり，回りくどい言い方をしてしまったり，状況の深刻さを理解してもらうために，専門用語をたくさん並べて説明したりしたことはありませんか。患者側も，自分にとって信じたくない情報は受け入れたくないので，はっきり言われないと，なかなか本当に伝えたいことが伝わりません。悪い知らせをどうしても理解してもらわなくてはならない状況の時こそ，一番重要なことを新聞の見出し（headline）のように，短く簡潔な言葉で話すことが大切です。

　headlineを伝える前には，「残念ながら，あまりいい知らせではありません」といったような警告（warning shot）を出して，患者に心の準備をしてもらうようにすれば，ショックを多少なりとも和らげることができるかもしれません。

　患者はwarning shotを出された直後，驚きや悲しみなどの感情を整理できず，黙ってしまうこともあります。headlineを出した後は，こちらも黙って相手の反応を待ちましょう。患者は怒り出したり，泣き出したりするかもしれません。しかし，そのことで医療者側が，「相手を傷つけてしまったかも」と，うろたえる必要はありません。それは，こちらが伝えたかったことが，相手に届いたというサインです。患者がどのように受け止め，受け入れていくのか，その経過を見ながら，次のステップに進むタイミングをうかがいます。

Emotion　患者の感情に対応する

　患者に悪い知らせが伝わると，怒り，悲しみ，諦めなど，様々な感情が引き起こされます。感情への対応は，NURSEの項（➡p.26）で詳細を紹介しますが，揺れ動く患者の心を受け止め，支え，共感を示すことで，患者と今後の話を進めていくために必要な信頼関係を築くことができるのです。

　また，感情的になっている時は，それ以外の情報が頭に入ってこないため，こちらが会話を次に進めようと思っても進みません。まず相手の感情にしっかり対応することで，会話を前に進めることができます。

Summarize　話し合った内容をまとめ，今後の方針を説明する

　話し合った内容をまとめた上で，今後の治療方針について説明します。相手の理解を深めるために，紙に書いて説明するなども効果的でしょう。

　この説明や話し合いの際に，患者が心配していることを否定するのは，信頼関係を壊すことになります。患者の気がかりに寄り添うことで，患者の価値観を引き出し，治療方針を決めるための重要な手掛かりが得られます。

　例えば，患者の「これができなくなったら生きていても意味がない」とか，「こんなふうになったら，死んだほうがましだ」というような言葉は，患者が何を譲れないものとして考えているのか，どこまでの治療を望むのか，といった患者の価値観を推し測るヒントになります。訴えの1つひとつに耳を傾け対応することは，治療方針を決めるために欠かせないステップです。

　忙しい救急の現場では，そんな時間はないと思われるかもしれません。しかしながら，ここでその時間を省略してしまうと，その先，患者にとっては「こんなはずではなかった」というようなことになりかねません。しっかりとここでも患者の思いに向き合いましょう。安心させたいあまり，「すべて大丈夫ですよ」というような，楽観的なことを言うのもやめましょう。現実に直面した時に，患者はもっとつらい気持になってしまいます。

　実際にどのようにSPIKESのスキルを使うことができるのか，救急医療の場でよくある症例から考えてみましょう。

　80歳女性。認知症と骨粗しょう症の既往があり，2か月前，転倒して大腿骨頸部を骨折し手術を受けたが，入院中に肺炎を合併。廃用症候群のためにほぼ寝たきりとなり，リハビリ専門病院へ転院した。

　夫はすでに他界しており，60歳代の娘がキーパーソン。入院前まではヘルパーと娘の手伝いを受けながらも，ひとり暮らしをしていたが，今回のことでADLが著しく低下した。認知機能も低下し，発語は少なく，家族を認識できないこともある。自宅退院は難しく，施設入所が必要であると考えられていた。

　夜間，看護師が定時の回診時に，患者がうめき声をあげて息苦しそうにしているのを見つけた。意識は朦朧としており，39℃台の発熱，頻脈，頻呼吸を認め，血圧を測ると収縮期血圧70mmHg台まで低下していた（普段の血圧は140mmHg台）。

　当直の医師が，急性期病院への転院が必要と判断。救急車を要請し，娘にも連絡を取り，これから救急車を呼ぶので搬送先の病院へ向かってもらうように伝えた。

　救急外来へ搬入後も，体温は39.9℃。呼びかけにわずかに反応するが，目を開けず，痛み刺激に手足をかすかに動かすのみ。呼吸は浅く速い。脈は促拍しており橈骨動脈の拍動微弱。酸素投与，静脈路確保し輸液開始。尿道カテーテルを挿入すると，尿が著明に混濁していた。尿路感染症による敗血症性ショックと考えられた。

症例のポイント

　人生の最終段階にある患者が，尿路感染症による敗血症性ショックとなり，切迫した状態で救急搬送された。詳しいACPの記録はない。救急医は，今後の治療方針について，家族と話さなくてはならない。

よくある対応 こんな場面，ありませんか？

（救急外来の廊下で）

医師 どうも，救急の××です。○○さんのご家族ですね？

長女 はい。長女のエミコです。

医師 前の病院の先生から聞いていると思いますが，○○さんは高熱を出して状態が悪くなって，つい先ほど，救急車で運ばれてきました。おそらく，尿路感染症による敗血症性ショックになっています。

長女 先生からは，「急に具合が悪くなって救急車で△△病院へ送るから，すぐに向かってくれ」って言われただけで…その…何が起こったんでしょうか？

医師 あ，何も聞いてなかったんですね。ええと，今，申し上げましたように，尿路感染が起きて，そのせいで，敗血症性ショックになっているんです。

長女 尿路感染？ 敗血症性ショック？ つい先月，大腿骨頸部骨折で手術した時に肺炎になって，その時の先生には「肺炎にまたなるかもかもしれないよ」とは言われてたんですけど，それとは違うんですか？

医師 まったく違う病態です。とにかく，ショックになってしまっているので，すぐに治療しないと，命の危険があります。

長女 えっ，そんなことになってるんですか!? おとと面会に行った時は，いつもと変わりなかったのに。なんでそんな急に悪くなっちゃったんですか？

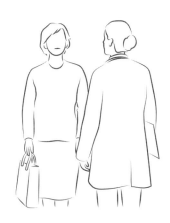

医師 尿路感染は，入院中の高齢者の方にはよく起きる病態です。尿路から血液に菌が入って敗血症になると，急激に血圧が下がったり，呼吸状態が悪化して，とても危険な状態になってしまうんです。救命するには，挿管して人工呼吸器につないだり，血圧を上げる薬を投与するために中心静脈カテーテルを挿入する必要がありますが，そのような治療を希望されますか？

長女 そんな，急に言われても，状況がよくのみこめないんですけど，とにかく危ない状態だっていうことなんですね。先生のおっしゃるようにしなければ，母は助からないってことなんでしょうか？

医師 その可能性が非常に高いと思われます。

長女 …先生にお任せします。母のことをお願いします。

　家族は「先生にお任せします」と言っていますが，まったく納得できていないようです。なぜこのようなことになってしまうのでしょうか？

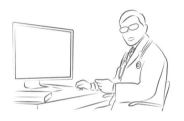

よくある対応 〉 なぜ難しいのでしょう？

　この症例は，認知機能やADLの低下によりリハビリ専門病院に入院中で，ひと目で人生の最終段階にあると見て取れる高齢患者が，明確なACPの形跡もないまま，急激な状態悪化により切迫した状態で救急搬送され，初対面の救急医が対応するという，救急の現場ではよくある設定です。

　急速に状態変化が起きているため，早急に処置しなければ直ちに生命に関わる状況ですが，患者のもともとの状態を鑑みると，侵襲的な治療が果たして患者にとって意味のあるQOLを保った予後につながるか疑問です。そのため「これは救命のための処置を行っても，単なる延命治療になってしまうのではないか？」という葛藤が生じることもしばしばです。特に，夜間の救

急搬送の場合は，主治医と連絡がつかないことや，患者の家族が病院へすぐに到着できないことも多く，患者の推定意思を聞き出すような時間もありません。

よくある対応 なぜこうなってしまうのでしょう？

このような状況で患者が目の前で死に瀕していたら，医療者側は救命するための処置を行うことが原則です。たとえそれが侵襲的な治療でも，進めていかざるを得ません。

患者・家族間で事前にACPが行われており，こういった状況の時にどうしたいか，家族がはっきりと代弁できれば良いのですが，現在の日本では，国民のACP浸透率は極めて低い水準です。厚生労働省が行った調査によると，国民（医療者を含まない）973名のうち「詳しく話し合っている」のは3％程度，「一応話し合っている」を含めると約40％となっています[1]。実際の救急医療の現場で決断が必要になる時は「詳しく」話しておいてくれないとあまり役に立たない，というのが現場の実感ではないでしょうか。

このような状況では，家族と連絡がついたとしても，その場ですぐに治療の選好に関して患者の価値観に沿った返答をできないことが多いでしょう。

次に，先ほどの医師と家族のやり取りをVital Talkの視点から見ていきましょう。

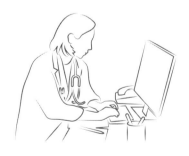

（救急外来の廊下で）

医師 どうも，救急の××です。○○さんのご家族ですね？

> 話し始める前に，十分にプライバシーが保たれている環境かどうか，他に一緒に話す相手がいるかどうかなど，**Setup** をしていません。

長女 はい。長女のエミコです。

医師 前の病院の先生から聞いていると思いますが，○○さんは高熱を出して状態が悪くなって，つい先ほど，救急車で運ばれてきました。おそらく，尿路感染症による敗血症性ショックになっています。

> 家族の **Perception** を確認せずに，患者の状況を理解しているものと決めつけて話し始めています。さらに，このようなあわただしい状況で，患者・家族に医学用語を羅列して情報を一方的に与えても，理解されないことが多いです。

長女 先生からは，「急に具合が悪くなって救急車で△△病院へ送るから，すぐに向かってくれ」って言われただけで…その…何が起こったんでしょうか？

医師 あ，何も聞いてなかったんですね。ええと，今，申し上げましたように，尿路感染が起きて，そのせいで，敗血症性ショックになっているんです。

> ここでも，家族の **Perception** を確認せずに，専門用語を並べて一方的に話を進めています。医師が，「なぜ患者の家族は病状の深刻さがわからないのか」を理解できていない場合もありそうです。

長女 尿路感染？ 敗血症性ショック？ つい先月，大腿骨頸部骨折で手術した時に肺炎になって，その時の先生には「肺炎にまたなるかもかもしれないよ」とは言われてたんですけど，それとは違うんですか？

> 明らかに戸惑っている家族の感情に対応（**Emotion**）せずに話を進めています。

医師 まったく違う病態です。とにかく，ショックになってしまっているので，すぐに治療しないと，命の危険があります。

> 家族に心の準備を促すための **Invitation** やwarning shotを与えないまま，悪い知らせのheadlineをいきなり伝えています。

長女 えっ，そんなことになってるんですか!? おととい面会に行った時は，いつもと変わりなかったのに。なんでそんな急に悪くなっちゃったんですか？

医師 尿路感染は，入院中の高齢者の方にはよく起きる病態です。尿路から血液に菌が入って敗血症になると，急激に血圧が下がったり，呼吸状態が悪化して，とても危険な状態になってしまうんです。

> ここでもまた，悪い知らせを聞いて動揺している家族の感情に対応（Emotion）せずに，次々と医療情報のみを話しています。

救命するには，挿管して人工呼吸器につないだり，血圧を上げる薬を投与するために中心静脈カテーテルを挿入する必要がありますが，そのような治療を希望されますか？

> 患者や家族の価値観を確認（Map：REMAP➡p.50）し，それに合うゴール設定（Align：REMAP）をせずに，患者の家族に一方的に提示した治療方針を選択することを迫っています。この背景には，医師側は患者や家族に責任が重い選択をしてもらったほうが自分は楽だから，という思いもあるかもしれません。

長女 そんな，急に言われても，状況がよくのみこめないんですけど，とにかく危ない状態だっていうことなんですね。先生のおっしゃるようにしなければ，母は助からないってことなんでしょうか？

医師 その可能性が非常に高いと思われます。

長女 …先生にお任せします。母のことをお願いします。

> 家族は，医師からの一方的な説明で，それ以外の治療の選択肢が与えられておらず，「状況がよくのみこめていない」にもかかわらず，患者や家族の選好などを表出する機会すら与えられないまま，医師の方針に従うしかなくなっています。

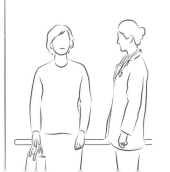

よくある対応 問題点を整理してみましょう

　医師は一方的に患者の状態を説明し，家族に今後の選択をするよう促しています。患者の家族は，急に呼び出されて事態を把握することもままならない状況で，医療者側から「治療しないと死んでしまいますよ。治療しますか，しませんか？」というような聞き方をされたら，どのように感じるでしょうか。自分たちの回答次第で患者を死なせてしまうように受け取って，「治療をお願いします」としか言えなくなってしまうのではないでしょうか。

　医師は患者の家族の感情や理解や受け入れの度合いに十分配慮せずに，どんどん話を進めています。結果として家族は，家族の考え方や患者の価値観などに基づいた治療の選好に関して，気持ちを表出する間も与えられないまま，一方的に提示された治療方針に対し，わけもわからず「お願いします」としか言えなくなってしまっているのです。

　では次に，同じ症例について冒頭で紹介したSPIKESのスキルを使った対応を見ていきましょう。

Setup　　　　　会話に備える（情報，場所，人）

Perception　　患者の理解を把握する

Invitation　　　本題に入る前に患者の許可を得る

Knowledge　　簡単にわかりやすく伝える

Emotion　　　患者の感情に対応する

Summarize　　話し合った内容をまとめ，今後の方針を説明する

SPIKES を使った対応 ▶ スキルの使い方を見ていきましょう

（面談室にて）　◀──────　会話する場所を**Setup**しています。

医師　こんばんは。救急の××です。○○さんのご家族でいらっしゃいますね。

長女　はい。長女のエミコです。

医師　エミコさんが，○○さんの代理意思決定者，つまりキーパーソンということでよろしいですか？ 他に，話を一緒に聞いたほうがいい方はいらっしゃいますか？　◀

会話をする人を**Setup**しています。また，相手の名前を言うことで，家族を一人の人間として尊重しているというメッセージを伝えています（➡p.99）。

長女　私がキーパーソンで，他には家族もおりませんので，私一人でいつも母のことは決めております。

医師　わかりました。それでは，これから，お母様の病状についてお話しさせていただいてもよろしいですか？　◀

説明を始めるにあたり**Invitation**のステップを踏んでいます。

長女　はい。お願いします。

医師　前の病院の先生から，お母様の状況について何か聞いていますか？　◀

話を進める前に，家族が病状についてどう理解しているかを確認（**Perception**）しています。

長女　いいえ。何も。急に電話がかかってきて，「急に具合が悪くなって救急車で△△病院へ送るから，すぐに向かってくれ」って言われて。とにかく急いで駆け付けたんです。

医師 そうですか。急な呼び出しで，驚 ◀━━ 急に呼ばれて戸惑う家族の感情に呼
かれましたよね。すぐに駆け付けてくだ 　　　応（**Emotion**）した声かけをして
さって，ありがとうございます。 　　　　　います。

先ほど救急車で運ばれてこられて，ひと ◀━━ 悪い知らせを伝える前の前振り
通り診察させていただきましたが，お母 　　　（warning shot）を出して，家族
様はかなり具合が悪いようなんです。 　　　に心の準備をしてもらっています。

長女 はあ，いったい何があったんです
か？

医師 尿に感染が起こり，尿の中の菌が 　　医学的な情報（**Knowledge**）を，
血液の中にまで入り，全身に広がって身 ◀━━ わかりやすい言葉で説明しています。
体の組織や臓器がやられてしまう，「敗
血症性ショック」という状態になってい
るようです。

もともとの全身状態からも，たとえ全力 ◀━━ 一番大事なこと（headline）を，
で治療を行ったとしても，命を助けるこ 　　　シンプルに，率直に伝えています。
とができない可能性があります。一命を
とりとめたとしても，元の状態に戻るこ
とは難しい状況です。

長女 ええっ，そうなんですか？ おと
とい，面会に行った時は，あんなに元気
だったのに！ なんで急に，こんなこと
になってしまうんですか？

医師 こんなことを急に言われたら，つ 　　感情が高ぶっている家族の感情の波
らいですよね。これまで，お母様をがん ◀━━ に対し共感を示し（**Emotion**），苦
ばって支えてこられたのですね。きっ 　　　労をねぎらいます。
と，とても大変でしたよね。

長女 この間，やっと肺炎が治って，リ
ハビリ病院に転院できて，ほっとしてい
たのに。また肺炎の時みたいになったら
と思うと…。

医師　この間の入院の時のお話を，少し詳しく聞かせていただいてもいいですか？

感情に対応した（**Emotion**）ことで，さらに患者や家族の情報を引き出すきっかけをつかんでいます。

長女　はい。大腿骨頸部骨折の手術の後，体力が落ちてたみたいで，ある時，誤嚥しちゃって，高熱が出て，酸素の値が下がって，人工呼吸器につながれました。その時は，抗生物質をやって1週間くらいで良くなって，人工呼吸器は外すことができたんですが，その後，めっきり弱ってしまって，認知症が進んだのか，私のこともよくわからないくらいになっちゃって，リハビリもうまくいってないみたいで，すっかり寝たきりになってしまってたんです。

肺炎のほうは良くなったんで，リハビリを続けるために，今の病院に移って，これからちょっとは良くなってくれるのかと思ってたんですけどね…。次から次に，つらいことばっかりで，もうかわいそうで…。

つらい気持ちに対応し（**Emotion**），家族の患者を思う気持ちに対して敬意を示すことで，短時間であっても信頼関係を築くことが可能になっています。

医師　そうですか。それはつらかったですね。エミコさんがお母様を大事に思うお気持ち，よくわかります。

感情に対応（**Emotion**）しているうちに，感情の波が落ち着いてきて，家族から「つらい思いはさせたくない」という，これからの治療方針を決めて行く上で大事なキーワードが出てきました。これからのことに関して，踏み込んだ話を始めるきっかけとなります。

長女　もうあの時みたいな，つらい思いはさせたくないのに…。

医師　これまで，ご家族やご本人や前の病院の担当の先生との間で，こんなふうにものすごく具合が悪くなって，命の危険がある時に，どうしたいか，お話しされたことはありますか？

患者の推定意思を引き出していきます。

長女　いいえ。母は数年前から認知症が始まって，だんだん，それまでできていたこともできなくなってきて，そんな矢先，2か月前に転んで骨折してしまって。そこからさっきお話しした通りで，どんどん弱っていって，ここのところは，まともに会話できる状態じゃなかったから…。

医師　お母様がお元気で，お話しすることができたとしたら，何とおっしゃると思いますか？

> あくまでも，"患者本人が"どう思うか，を代弁してもらいます。

長女　もうこれ以上苦しいのは嫌だって言うと思います。肺炎の治療の後，たまに意識がはっきりしている時があって，その時に，「もうこんな苦しい思いは二度としたくない」って言ってました。私も見ててつらかった。もう，苦しい思いはしてほしくない…。

医師　大切なお話を聞かせてくださり，ありがとうございます。それでは，ここまでうかがったことを踏まえて，これからのことについて，お話しさせていただきますね。お母様は，現在，尿に感染が起きたことが原因で，敗血症性ショックという非常に危険な状態となっていらっしゃいます。

> 今の思いを話してくれた家族に敬意を表した上で，次に今後の方針について話し合いを始めることを伝えています（**Invitation**）。

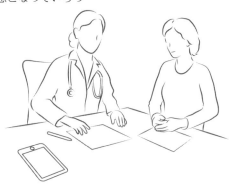

お母様は，前回の入院の後からずっと状態が悪いままで，肺炎になって人工呼吸器につながれた時には，その治療の後に，「もうこんな苦しい思いは二度としたくない」と，おっしゃっていた，ということですね。

> 情報をまとめて，医療的に妥当かつ患者の意向に沿う治療方針を提示していきます（**Summarize**）。

人工呼吸器を使うのも選択肢の1つですが，お母様のご意向を尊重するために，このようにするのはどうでしょうか。今回は，○○さんにとって苦痛となるような治療は避け，尿路感染のための抗生物質による治療や点滴，そして，痛みなどの症状を取る治療をしましょう。もし，それで良くならない場合は，○○さんにとって，体力の限界と考え，なるべく自然な形で最期を迎えられるよう，症状を取るケアのみを継続していきましょう。

長女 母は，苦しまないでしょうか？

医師 お母様が苦しんだり，痛い思いをしたりしないような治療やケアは続けていきます。そのために，私たちも最善を尽くしていきますね。

> 大きな決断をし，患者のことを心配する家族の気持ちを一緒に支えていくという姿勢を示します。

長女 よろしくお願いします。

SPIKESを使った対応　ポイントを押さえておきましょう

Key phrase

> エミコさんが，○○さんの代理意思決定者，
> つまりキーパーソンということでよろしいですか？

　会話をするための**Setup**として，プライバシーの保たれる部屋を確保し，自己紹介をした後，話す相手が患者の意思を代理で伝えることのできる人物であることを確認しています。時間が限られた状況だからこそ，相手に心の準備をしてもらうことが大切です。人の行きかう廊下ではなく，話し合いのための場所を用意することも大切なポイントです。すぐに使える部屋などがなければ，せめて人が通らない落ち着いた場所に移動し，座って話をしましょう。

Key phrase

> お母様の病状についてお話しさせていただいてもよろしいですか？

　本題に入る前に，家族の許可を得るための**Invitation**を出します。一方的に説明するのではなく，あなたと話し合いたい，意見を聞きたい，というメッセージを伝えることができます。

Key phrase

> こんなことを急に言われたら，つらいですよね。
> これまで，お母様をがんばって支えてこられたのですね。
> きっと，とても大変でしたよね。

　家族は悪い知らせを伝えられて感情が高ぶり，「どうして？」という受け入れられない気持ちを医師にぶつけてきていますが，ここで医師は，「家族の心情を傷つけてしまった」と，落ち込むべきではありません。このように家族が感情をあらわにしたということは，悪い知らせがきちんと伝わったしるしなのです。感情の波に対し，「つらいですよね」と，感情に名前を付け，

さらに,「支えてこられたのですね」と声をかけて,家族のこれまでの苦労をねぎらい,「とても大変でしたよね」と家族の心情に共感を示しています（**Emotion**）。この会話で一番大切な目的は,治療を一緒に行っていくための信頼関係を築き上げることです。それをする近道は感情に対応したり,今までの素晴らしい家族のサポートをねぎらったりすることだと思います。

Key phrase

「もうこんな苦しい思いは二度としたくない」と,おっしゃっていた,ということですね。
人工呼吸器を使うのも選択肢の1つですが,お母様のご意向を尊重するために,このようにするのはどうでしょうか。今回は○○さんにとって苦痛となるような治療は避け……
（以下,治療方針を提示する）

　家族から患者の価値観を聞き出した後に情報をまとめ,選択可能な治療を提示した上で,医療的に妥当かつ患者の意向に沿う治療方針を提示していきます（**Summarize**）。家族は大きな決断をしたことで,不安になるかもしれません。そんな時は,これからも患者と家族を一緒に支えていくという姿勢を示せば,多少なりとも安心してもらうことができるでしょう。

文献
1）厚生労働省 人生の最終段階における医療の普及・啓発の在り方に関する検討会：人生の最終段階における意識調査 報告書, p.32, 2018.　https://www.mhlw.go.jp/toukei/list/dl/saisyuiryo_a_h29.pdf（2022年9月28日アクセス）

患者の意思を推定し，共に「最善」を考える
──代理意思決定

　救急外来や集中治療室の場では，患者が意思決定能力（decisional capacity）を失っている状況によく遭遇します（コラム「『救急外来に来る患者には，意思決定能力がある』前提で対応する」➡p.94）。そのような状況でも，患者は最善の治療を受ける権利がありますから，どのような治療が最善なのかを患者の代わりに選び，意思決定をする人が必要です。そこで生まれたのが代理意思決定の考え方です。

　代理意思決定（surrogate decision making）とは，患者の考えを知る人（事前に指定された代理人や家族）が，意思決定能力を失ってしまった患者の代わりに意思決定を行うものです。

　米国では，州の法律で厳格にどの家族が優先的に決定権をもつのかなどが決まっていますが（例：配偶者→子ども→両親），日本ではこのような法律はないため，状況に応じて代理人（代理意思決定者）が決まることになります。ただ，どの人が患者の意思を代弁するのに適切かは状況によって異なりますから，ACPの段階で事前にどの人が代理人として適切かを患者と話し合って決めておくと一番良いでしょう。

確認するのは代理人の意思ではなく，患者本人の意思

　さて，その代理意思決定ですが，まずは代理人の使命はあくまでも患者の意思を代弁することである（代理判断原則；substituted judgement principle といいます）ことを強く意識する必要があります。というのも，私たち医療者は代理人に話をする際に，往々にして「どうされますか？ お母さんに人工呼吸器をつけましょうか？ それともやめますか？」というふうに代理人の希望を聞いてしまう傾向にあるからです。そうではなく，「お母さんがここにいて，今の話を聞いていたとしたら，何と言われると思いますか？」というふうに，患者の価値観を代理人に話してもらえるように誘導することが非常に重要です。

　事前指示書がある場合やACPで終末期について話し合いがなされている場合には，その内容を参考にします。ただ，事前の話し合いといっても具体的な状況がすべて想定できているわけではないですから，その内容を鵜呑みにするのではなく，実際の状況に照らし合わせて，事前指示の内容が適当かどうかを代理人と共に判断することが重要です。

　一方で，代理人と患者の間で終末期についての話し合いがもたれていることは多くないでしょう。そのような場合には，患者の価値観を代理人から聞き出して，それをもとに「患者だったらどのような選択肢を取るのか」を一緒に考えていくことになります。なおここで，「お母さんは挿管してほしいと言われると思いますか？」と聞くこともあまりお勧めしません。というのも，本書でも繰り返し強調している通り，大事なのは手技を選ぶこと（挿管するか，透析するか）ではないからです。患者の価値観を探り（例：「どう言われると思いますか？」「どのような人でしたか？」「どのようなことを大切にされていましたか？」），その価値観に合った医学的にも妥当な治療法を，医療者と代理人が一緒に選ぶようにしましょう。

代理意思決定の複雑さを認識する

　しかし，当然のことながら，本人のことは本人にしかわからないというのも真実です。事前に話し合いが行われていても，代理人は1/3の確率で本人の意思決定とは違う決定をすることが研究でわかっています[1]。その理由の1つとして，「いくら事前に話し合いをしていても，実際にその場になってみないとどう判断するかは本人にしかわからない」というのもあります（例：事前に「寝たきりになるくらいなら死ぬほうがまし」と言っていても，実際に寝たきりになるか死ぬかの判断を迫られると，寝たきりでも生きる選択肢を選ぶ，という場合）。

　また，代理意思決定は大事な家族の生死を決める判断を代理人に強いることになりますから，精神的に大きな負担になることもわかっています。そのため，罪悪感や後悔という感情が問題になることは少なくないですし，実際，集中治療室で代理意思決定を行った人の82％にPTSDの症状がみられたという研究もあります[2, 3]。

　さらに，家族は本人に比べて病状の深刻さを理解するのが難しい（実際に

症状を呈しているわけではないため，現実的に受け止めにくい）上に，医師の判断を信じない傾向にあるともいわれています[4]。そのため，非現実的な治療を希望されることも往々にしてあります。また，家族に死んでほしいと思う人はいないですから，自分の判断の結果として家族が亡くなる，と考えることは非常に大きな負担です[5]。「ああすればよかった」という後悔の念をもちたくないために，「やれることはすべてやってほしい」と言われることもよくあります（コラム「『できることはすべてしてください』にどう対応するか」➡p.74）。代理人の希望（母を失いたくない）と患者の推定される価値観（最期は安らかに死にたい）の間で対立が起きることも，決して珍しいことではありません。

　つまり，代理意思決定は非常に難しく複雑である，ということをまずは認識しましょう。そして，その代理意思決定をできるだけ良い方向に進めるために，以下のことを意識してみましょう。

1）代理人の使命は，患者の意思の代弁であるということを忘れない（例：「お母さんがここにいたら何と言われるでしょうか？」）

2）代理意思決定は精神的な負担が大きいので，その大変さを認め，代理人の感情に共感をもって対応する（NURSE ➡p.26）

3）生死を決める判断を代理人に丸投げするのではなく，患者の価値観を代理人から聞き出し，その価値観に合った，医学的にも妥当なプランを医療者から提案する（REMAP ➡p.50）

4）患者の推定意思と家族の思いの間で対立（または家族間の対立，医療者の考えとの対立）が起きる場合も多いが，患者にとって最善な治療を一緒に選ぶ，という目的を忘れずに話し合いを進める

文献

1) Shalowitz DI, Garrett-Mayer E, Wendler D：The accuracy of surrogate decision makers: a systematic review. Arch Intern Med,166(5):493-7, 2006.
2) Wendler D, Rid A: Systematic review: the effect on surrogates of making treatment decisions for others. Ann Intern Med, 154(5):336-46, 2011.
3) Azoulay E, Pochard F, Kentish-Barnes N, et al.:Risk of post-traumatic stress symptoms in family members of intensive care unit patients. Am J Respir Crit Care Med, 171(9):987-94, 2005.
4) Zier LS, Burack JH, Micco G, et al.: Surrogate decision makers' responses to physicians' predictions of medical futility. Chest, 136(1):110-7, 2009.

5) Schenker Y, Crowley-Matoka M, Dohan D, et al: I don't want to be the one saying "we should just let him die" : intrapersonal tensions experienced by surrogate decision makers in the ICU. J Gen Intern Med, 27(12):1657-65, 2012.

（植村健司）

Tips!

沈黙し，話を聴く

緩和ケア病棟での出来事です。看護師から「家族はとても怒っています」という申し送りを受けました。70歳代の患者は原発不明がんの末期で，余命数日という状態で急性期病院から搬送されてきました。

患者のベッドサイドには娘たちが付き添っていました。どんなことを家族が話すのか，その怒りをどうしたら鎮められるのか不安な気持ちで，椅子を持って病室に行きました。

「最近のお母様のご様子を教えていただけますか」と尋ねると，娘たちは堰を切ったように話し始めました。母親が病院に運ばれ末期がんと診断されたこと，もう治療はできないと言われたこと，詳しい説明もなしにここへ送られることになったこと，医師の対応にとても怒っていること，「誰も私たちの話を聞いてくれないのよ」…。次々と出てくる思いを，私はうなずきながら聞いているだけでした。気づいたら40分がたっていました。ひと通り話し終えると，家族は落ち着きを取り戻しました。

その後，まもなく患者は亡くなりました。30分ほど経った頃，ベッドサイドに呼ばれ，娘たちに笑顔でこう言われました。「最後の最後に私たちのことをわかってくれる医者に会えて本当によかったわ。一緒にシャンペンで母の人生にお祝いしてください」。

私は黙って彼女たちの話を聴いていただけです。そのことが，彼女たちが望んでいたことなのだと気づかされました。特に感情が高ぶっている家族に対しては，何も言わずにただ話を聞くこと――「沈黙の大切さ」を学んだ忘れられない1日でした。

（湯浅美鈴）

2 NURSE
感情に対応するスキル

「ああ，タバコやめたほうがいいって，あんなに言われてたのに！
私がもっと強く止めてたら良かったんでしょうか。
先生，なんとかして，夫を助けてください！」

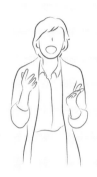

　悪い知らせを伝える時，患者や家族が悲しみや怒りの感情をあらわにすることはよくあります。

　ここでは，感情に対応するスキル，**NURSE**を紹介します。**NURSE**は，その名の通り看護師を中心に，日本では主にがん看護領域でよく使われているツールです。患者の感情に対応することは，すべての医療者にとって意思決定の場面で欠かせないスキルです。

Naming	感情を言葉で示す
Understanding	理解を示す
Respecting	敬意を示す
Supporting	支持を示す
Exploring	さらに掘り下げて聴く

NURSEとは？

　患者や家族に悪い知らせを伝えようとひとしきり丁寧に説明した後に，患者や家族の側がこちらの言ったことをまったく理解していなかった，という経験はありませんか。これは，患者や家族が生命に関わるような危機的な知らせを聞かされて，本能的な「感情反応」が無意識に惹起され，理性的な「認知反応」ができなくなってしまっているからです。

　悪い知らせを伝える際に役に立つ考え方として，患者が見せる反応を「認知データ」と「感情データ」に区別することが挙げられます。認知データとは意識的な思考過程によるもので，医療情報や検査の数値などを患者が理性的に理解した事柄です。感情データとは無意識的な思考過程によるもので，通常，理性よりも早く生じます。

　一般的に，日本人は怒り，驚き，ショック，悲しみなどの感情を表に出さないことが多いので，まったく反応がないように見えることもあるでしょう。ですから医療者は感情データを見逃しがちです。しかし患者が感情の波にのみこまれていることに気づかず，次々と情報を注ぎ込んでも，話が空回りするだけでなく感情をさらに傷つけることになりかねません。

　では，患者の感情を荒立たせないように，当たり障りのない情報だけを与え，患者を感情的にさせないことが良いことかというと，それは違います。SPIKESの項で述べたように，情報を正しく伝えるために，シンプルな言葉で正直にheadlineを投げかけなくてはなりません（➡p.6）。患者に感情が引き起こされることは，情報が患者の心に届いた証拠なのです。

　また，医療者側は，患者が示してくる感情データから，どの程度の情報を話すべきか，どの程度の理解が得られているのか，どの程度の速さで話を進めていけば良いのかを推し測ることができます。

　このプロセスは個々の患者によって異なるため，医師側はしっかりと患者側の反応を観察して，ケースバイケースの対応をとることが求められます。そして，感情データを丁寧に拾い上げ，共感をもって対応していくことで，患者が感情の波を乗り越えて，認知反応によって状況を理解する手助けをすることができるのです。感情に対応するためのスキルが，ここで紹介するNURSEです。

Naming　　感情を言葉で示す

　悪い知らせを伝えた後，患者の反応を観察しましょう。感情をあらわにする人もいれば，押し隠している人もいるかもしれません。患者の感情を認識できるようにするためには，日頃から「こんなことを言われたら，自分ならどんな気持ちになるだろう」と想像することも役立つかもしれません。

　患者の感情を想像し，例えば「こんな話を聞いて，驚かれましたよね」とか，「つらいですよね」などと感情を言葉で表現することで，患者に共感していることを示します。そうすることで，患者に自分が感情の波の中にいることを認識してもらい，冷静さを取り戻していくための後押しができます。

　この時に，患者の感情を正確に言い当てられなくても，それは大きな問題ではありません。もし感情が明確ではない場合は，どんな気持ちなのか，尋ねてみてもいいでしょう。患者にとっては，医療者が共感を示そうと努力していることが伝わるだけでも，気持ちを鎮めるきっかけになります。

Understanding　　理解を示す

　感情の波にのみこまれている患者に対して，「いきなりこのような話を聞かれて，お気持ち，お察しします」「○○さんがどれくらいつらい気持ちでいるか，こちらとしては本当に想像することしかできないのですが…」などと，悪い知らせを聞かされて様々な感情が生じることは当然のことである，と理解を示してみましょう。患者も「この人は，私のことをわかって（わかろうとして）くれている」と感じ，心を開いてくれるきっかけになります。

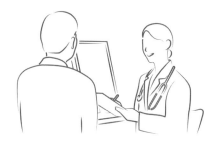

　この時，避けなければいけないのは，相手のことをすべて理解しているような言い方をしてしまうことです。いくら付き合いが長い患者であったとしても，他人のことをすべて理解することは不可能です。「あなたのことは全部わかっていますよ」というように言われたら，一気に医療者の言葉は薄っぺらく感じられてしまうでしょう。

Respecting　敬意を示す

　感情の波にのみこまれている患者や家族の，これまでの闘病生活や現在の状況に至るまでの境遇などの苦労をねぎらうことで，患者側はつらい気持ちから少しは救われたように感じ，心を開いてくれるでしょう。例えば，「大変な治療をがんばって続けてこられたのですね」「これまでずっと○○さんの介護を一生懸命されてきたのに，今回の入院は残念だろうと思います」といった言葉かけで，患者側に敬意を示すことができます。

Supporting　支持を示す

　悪い知らせに打ちのめされている患者に対して，「医師としてできる限りのことをします」「これからも全力でサポートします」といった言葉をかけることで，つらい状況であっても，決して見捨てることなくできることを一緒にやっていく姿勢を見せることができます。患者は少しでも救われたような気持ちになり，次のステップ（認知データの理解）へ進む準備ができます。

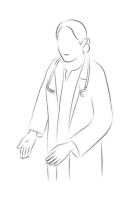

　患者が感情の高まりをなかなか抑えられないような時でも，発する一言一言に，耳を傾けてみましょう。そこを掘り下げて聴くことで，言葉の裏に隠された，患者の真意を探ることができます。

　また，相手に話してもらうことで，感情の波が鎮まることもよくあります。例えば，患者から「こんなことになってしまって，どうしよう」などの発言があれば，「何を一番心配されていますか？」と聞くことによって，心の内をさらに引き出すことができ，その先，治療方針決定に必要となる，患者の背景や価値観を知るきっかけとなります。

　例えば，患者から「自分が病気になってしまって家族に迷惑をかけたくない」という言葉が聞かれたら，実は自分のことよりもむしろ家族のことを心配しているのかもしれません。その場合は，家族に対するサポートを提示することも考えてみましょう。

　「このまま寝たきりになってしまったら，どうしよう」と自分のこの先の状態を心配しているのであれば，「どのような状態であれば許容できるのか」と，患者の価値観を明らかにしていくきっかけになるかもしれません。

　次に，実際にどのようにNURSEのスキルを使うことができるのか，悲嘆にくれる家族の症例で考えてみましょう。

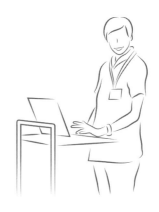

症例

　60歳代男性。通勤途中に突然倒れ，そばにいた通行人が救急要請した。10分後に救急隊が到着し，AEDを装着。初期波形は心室細動で，除細動するも心拍は再開せず。心肺蘇生を継続しながら救命センターへ搬送した（覚知から病院到着まで25分）。搬送中，再度除細動したが，心室細動のままだった。ラリンジアルマスクが挿入され，静脈路確保しアドレナリン1mgが2回投与された。救命センター搬入時，心電図波形は心室細動。意識レベルはJCS 300，瞳孔は両側4mmで対光反射は鈍かった。もう一度除細動を行うと，心拍再開した。気管挿管し，昇圧剤を併用しながら，発症後90分以内に心臓カテーテル室へ運ばれた。急性心筋梗塞と診断され，責任病変に対し，経皮的冠動脈形成術が施行され，CCUへ入室。CCU入室後も循環動態は不安定であったが，昇圧剤などを使用し，維持できている状況だった。意識レベルはJCS 300のまま，脳保護のための低体温療法が開始された。搬入時，患者は身元不明だったが，CCUに入室する頃に患者の家族と連絡が付き，家族が到着後，病状を説明することになった。

　患者は肥満体型の会社員。健康診断は毎年受けており，脂質異常症，高血圧を指摘されており，それぞれ内服薬が処方されていた。20代の頃から，毎日タバコ1，2箱を吸っていた。いわゆる仕事人間で昼夜問わず働いており，生活は不規則。前夜も遅くに帰ってきたが，今日は大事な会議があると言って，朝早くに出勤していた。妻，大学生の長男，高校生の長女と4人暮らし。連絡を受けた妻が病院へ駆け付けた。

症例のポイント

　ハイリスクではあるものの，普通に日常生活を送っていた壮年期の男性が急性心筋梗塞で突然，心肺停止となり，救急搬送された。懸命の治療が行われ，一命はとりとめたが，低酸素脳症となり，予後不良が予測される。

　朝，患者がいつも通り出勤する姿を見送った妻は，病院から連絡を受けて駆け付けたが，詳しい話は聞かされていない。心の準備ができていない家族に，病状説明をしなくてはならない。

医師　○○さんの奥様ですか。先ほど，お電話で少しお話しさせていただきました，担当医の△△です。

妻　○○の妻です。さっきの電話で，急に倒れてこちらに運ばれたって…。今朝は普段通り出かけて行ったんですよ！

医師　実は，○○さんは今日，通勤途中に駅のホームで急に意識を失って倒れられ，心肺停止となり，当院へ運ばれました。心室細動という不整脈が起きており，除細動や心臓マッサージといった蘇生処置を行い，心拍は再開しました。直ちに循環器内科医により，心臓カテーテル検査を行ったところ，冠動脈という心臓を栄養する血管がいくつか詰まっており，心筋梗塞を起こしていることがわかりました。血管を開通させる治療を行ったのですが，心機能は思ったほど改善しておりません。

さらに，意識も戻っておらず，低酸素脳症という，脳へのダメージも懸念されています。現在，集中治療室で血圧を上げる薬などで補助を継続しつつ，脳を保護するための低体温療法を行っています。

妻　それ，どういうことなんですか!? 家を出た時はいつもと変わりなかったんですよ！ これまで大きな病気はしたことなかったし，会社の健診だって毎年受けてたのに，急に倒れたりするものなんですか!?

医師　健診では，何か引っかかっていましたか？

妻　ええ，血圧とコレステロール値が高くて，お薬を飲んでました。いつも仕事が忙しいから，飲み忘れないようにって，私が管理してあげてて，毎日ちゃんと飲んでいました。

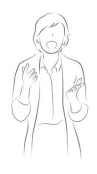

医師　タバコ，飲酒，食生活はどうでしたか？

妻　タバコは，禁煙したほうがいいよってずっと言われてたんですが，どうしてもやめられないみたいで，毎日1，2箱は吸っていました。家にいる時は私がなるべく健康的な食事を作っていましたが，なにしろ，会社の人との付き合いで外食が多くて，夜遅くまで飲んで帰ってくることも多かったです。

医師　そうですか。高血圧や脂質異常症，喫煙歴や不規則な生活などは，心筋梗塞のリスクになります。

妻　でも，私は夫の健康には，ものすごく気をつけていたんですよ。それなのに…。心筋梗塞って，聞いたことはあるけれど…。夫は今，どういう状態なんですか？

医師　先ほどご説明しました通り，こちらへ運ばれてきて心肺蘇生をし，循環器内科医がカテーテル治療を行いましたが，心臓の機能は戻ってきておらず，現在も薬剤で血圧などを維持している状態です。来院時より意識がなく，脳にも障害が出ている可能性があります。脳を保護するための低体温療法を24時間行う予定です。

妻　ええっ!? 脳に障害？ 心筋梗塞って，心臓の病気じゃないんですか？ 脳に障害なんて，夫はこの先どうなるんですか？ うちにはまだ成人してない子どもが2人もいるんです!! 夫に障害が残ったりしたら…。

医師　心筋梗塞によって心肺停止状態になると，脳にも血液がめぐらなくなるので，酸素が行き届かなくなることによって，脳細胞がダメージを受けてしまう低酸素脳症という状態になる可能性があります。少しでも脳のダメージを少なくするために，人工的に体温を下げる治療をしています。24時間，この治療を続けた後，体温を戻し，目が覚めてくるかどうか評価するのですが…。○○さんの場合，カテーテル治療後も心臓があまり動いていないので，低酸素脳症の判定以前に，まずショック状態から離脱できるかどうかも，わからない状態です。

妻　それは，どういうことなんですか？ 心臓が動いていないって，それ大丈夫なんですか!? 夫は助かるんですか？

医師　現在できる治療はすべて行っております。心臓に関しても，少し経過を見ないことにはなんとも…。とにかく，最初の24時間を乗り切れるかどうか…。

妻　なんでこんなことに！　ああ，タバコやめたほうがいいって，あんなに言われてたのに！　私がもっと強く止めてたら良かったんでしょうか。先生，なんとかして，夫を助けてください！

医師　○○さんの場合，心室細動で発症し，心拍再開まで時間がかかってしまいましたので，非常に厳しい状況ではあります。

妻　私はどうしたら…，先生，お願いします。夫をどうか，助けてください。

よくある対応　なぜ難しいのでしょう？

　この症例は，これまで元気だった60歳代の男性が急性心筋梗塞を発症し，最大限の治療を行ったにもかかわらず重篤な状態となってしまったという，救急現場で最も悲劇的な場面の１つです。こういった場面で，家族が悲しんだり取り乱したりするのは，当然の反応です。その悲しみを完全に消し去ることなどできません。

よくある対応　なぜこうなってしまうのでしょう？

　医師側としても，重篤な状況をなんとか改善しようと自分たちが全力で治療を続けていることをわかってもらいたい一心で，多弁になりがちです。とにかく患者の病態がどんなに悪い状況であるのか，それに対して自分たちがどのような治療を行っていたのか，「認知データ」をとにかく詰め込んでしまうのです。その結果，患者の家族はなかなか状況が理解できず，受け入れることも難しくなってしまいます。

　患者側にとっても医師側にとっても，とてもストレスフルな場面です。

　次に，先ほどの医師と家族のやり取りをVital Talkの視点から見ていきましょう。

よくある対応 〉**Vital Talkの視点から見てみましょう**

医師 ○○さんの奥様ですか。先ほど，お電話で少しお話しさせていただきました，担当医の△△です。

妻 ○○の妻です。さっきの電話で，急に倒れてこちらに運ばれたって…。今朝は普段通り出かけて行ったんですよ！

医師 実は，○○さんは今日，通勤途中に駅のホームで急に意識を失って倒れられ，心肺停止となり，当院へ運ばれました。心室細動という不整脈が起きており，除細動や心臓マッサージといった蘇生処置を行い，心拍は再開しました。直ちに循環器内科医により，心臓カテーテル検査を行ったところ，冠動脈という心臓を栄養する血管がいくつか詰まっており，心筋梗塞を起こしていることがわかりました。血管を開通させる治療を行ったのですが，心機能は思ったほど改善しておりません。

さらに，意識も戻っておらず，低酸素脳症という，脳へのダメージも懸念されています。現在，集中治療室で血圧を上げる薬などで補助を継続しつつ，脳を保護するための低体温療法を行っています。

> 突然呼び出され，動揺している家族の感情に対応することなく，いきなり専門用語で大量の認知データをたたみかけるように与えています。

妻 それ，どういうことなんですか!?家を出た時はいつもと変わりなかったんですよ！ これまで大きな病気はしたことなかったし，会社の健診だって毎年受けてたのに，急に倒れたりするものなんですか!?

> この家族の言葉は，受け入れがたい事実に直面して怒りや悲しみがわきあがっている，という「感情データ」と考えられます。

医師 健診では，何か引っかかっていましたか？

医師は，家族の言葉を「認知データ」と捉え，さらに認知データに関わる質問（健診結果について）を投げかけています。

妻 ええ，血圧とコレステロール値が高くて，お薬を飲んでました。いつも仕事が忙しいから，飲み忘れないようにって，私が管理してあげてて，毎日ちゃんと飲んでいました。

医師 タバコ，飲酒，食生活はどうでしたか？

妻 タバコは，禁煙したほうがいいよってずっと言われてたんですが，どうしてもやめられないみたいで，毎日 1，2 箱は吸っていました。家にいる時は私がなるべく健康的な食事を作っていましたが，なにしろ，会社の人との付き合いで外食が多くて，夜遅くまで飲んで帰ってくることも多かったです。

医師 そうですか。高血圧や脂質異常症，喫煙歴や不規則な生活などは，心筋梗塞のリスクになります。

妻 でも，私は夫の健康には，ものすごく気をつけていたんですよ。それなのに…。心筋梗塞って，聞いたことはあるけれど…。夫は今，どういう状態なんですか？

家族の言葉からは，これまで夫の健康を気遣ってきた様子がうかがえます。受け入れられない気持ち，くやしい気持ちなどが交錯しているようです。これは，「感情データ」であり，本来であれば，**NURSE**のスキルの出番となります。

医師 先ほどご説明しました通り，こちらへ運ばれてきて心肺蘇生をし，循環器内科医がカテーテル治療を行いましたが，心臓の機能は戻ってきておらず，現在も薬剤で血圧などを維持している状態です。来院時より意識がなく，脳にも障害が出ている可能性があります。脳を保

医師は，家族の言葉を「認知データ」としてしか捉えておらず，医療情報を淡々と話しています。

護するための低体温療法を24時間行う
予定です。

妻　ええっ!? 脳に障害？ 心筋梗塞って，心臓の病気じゃないんですか？ 脳に障害なんて，夫はこの先どうなるんですか？ うちにはまだ成人してない子どもが2人もいるんです!! 夫に障害が残ったりしたら…。

医師　心筋梗塞によって心肺停止状態になると，脳にも血液がめぐらなくなるので，酸素が行き届かなくなることによって，脳細胞がダメージを受けてしまう低酸素脳症という状態になる可能性があります。少しでも脳のダメージを少なくするために，人工的に体温を下げる治療をしています。24時間，この治療を続けた後，体温を戻し，目が覚めてくるかどうか評価するのですが…。○○さんの場合，カテーテル治療後も心臓があまり動いていないので，低酸素脳症の判定以前に，まずショック状態から離脱できるかどうかも，わからない状態です。

妻　それは，どういうことなんですか？ 心臓が動いていないって，それ大丈夫なんですか!? 夫は助かるんですか？

医師　現在できる治療はすべて行っております。心臓に関しても，少し経過を見ないことにはなんとも…。とにかく，最初の24時間を乗り切れるかどうか…。

妻　なんでこんなことに！ ああ，タバコやめたほうがいいって，あんなに言われてたのに！ 私がもっと強く止めてたら良かったんでしょうか。先生，なんと

医師が冒頭で，心肺停止後の低酸素脳症についても説明していたのですが，家族にはまったく届いていなかったようです。心筋梗塞であることがようやくのみこめたものの，それが何を意味するのか，十分に理解する前にさらに悪い知らせが伝えられ，さらに取り乱すことになってしまいました。

医師は相も変わらず，家族の「感情データ」に気づかず，淡々と医学的な情報をさらにたたみかけています。

ここでようやく家族は「心臓が動いていない＝夫が助からないかもしれない」と，夫が危篤状態であるということに気づいた様子です。ここまで，医師はかなり丁寧に説明をしてきたわけですが，「患者に生命の危険がある」という肝心のheadlineが，まったく伝わっていなかったのです。

かして，夫を助けてください！

医師　○○さんの場合，心室細動で発症 ◀──── 最後の最後まで，医師は認知データ
し，心拍再開まで時間がかかってしまい　　　　として答えています。
ましたので，非常に厳しい状況ではあり
ます。

妻　私はどうしたら…，先生，お願いし
ます。夫をどうか，助けてください。

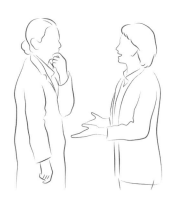

よくある対応 問題点を整理してみましょう

　患者の妻は，患者が突然倒れたことは理解しているものの，医師の説明がまったく頭に入っておらず，徐々に医師を責め立てるような口調になっています。これは感情の波にのみこまれているサインです。

　一方で医師は，妻が示す感情データに気づかず，妻の言葉を「認知データ」と捉えて，さらに認知データに関わる質問を投げかけています。しかし妻は，夫が重症であることを理解していないため，「どういう状態なんですか？」と質問をしています。これでは堂々巡りのままです。

　では次に，同じ症例についてNURSEのスキルを使った対応を見ていきましょう。

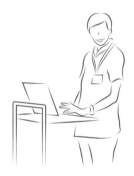

Naming	感情を言葉で示す
Understanding	理解を示す
Respecting	敬意を示す
Supporting	支持を示す
Exploring	さらに掘り下げて聴く

医師 ○○さんの奥様ですか。先ほど，お電話で少しお話しさせていただきました，担当医の△△です。

妻 ○○の妻です。さっきの電話で，急に倒れてこちらに運ばれたって…。今朝は普段通り出かけて行ったんですよ！

医師 そうでしたか。突然の呼び出しで，驚かれましたよね。今日の○○さんの状況について，どなたかから，何か話を聞かれていますか？

> 感情をあらわにした患者の家族に対し，医師は「驚かれましたよね」と感情に名前を付け（**Naming**），共感を伝えた上で会話を始めています。さらに家族がどの程度状況を理解しているか，Perception（SPIKES →p.2）を確認しています。

妻 いいえ。さっきの先生からのお電話で初めて知って，びっくりして飛んできました。通勤途中の駅のホームで倒れたって，何が起きたんでしょうか？

医師 これから，○○さんの状態に関して，ご説明させていただきたいのですが，とても大事なお話になります。他に，一緒に話を聞いたほうがいいご家族の方などはいらっしゃいますか？

> warning shotとして「とても大事なお話」と伝えています。また，**Setup**（**SPIKES**）として，話す相手を確認しています。

妻 大事な話…かなり大変なことが起きてるんですね…。どうしよう。ええと，息子と娘がおりますが，二人ともまだ学生ですし…。夫の父は他界していますし，母は高齢で，施設に入っています。夫には兄がいますが，遠方ですし…。私だけで大丈夫です。

医師 わかりました。では，これから，お話を始めさせていただいてもよろしいですか？

> 話し始める前のInvitation（SPIKES）をしています。

妻　はい。お願いします。

医師　今朝がた，○○さんは駅のホームで突然，倒れられ，近くにいた人が救急車を呼びました。倒れた時は心臓も呼吸も止まっており，意識もありませんでした。蘇生処置をしながら当院へ運び込まれ，今，ひと通りの検査や必要な治療を終えました。検査の結果，心筋梗塞を起こしていることがわかりました。

機械で補助をして一命をとりとめたものの，今も非常に危険な状況が続いています。

> 率直なheadlineで状況を伝えています。

妻　ええっ！ そんな！ 心臓が止まったんですか!? 夫は今朝出かける時も，いつもと何も変わらなかったんですよ！ 大きな病気だって，したことなかったのに！ いきなりそんなこと，あるんですか!?

医師　こんなお話を急に聞かされて，ショックですよね…。(少しの間，沈黙)

> 家族の言葉を「感情データ」として受け止め，感情に名前を付けて(Naming)います。そして，少し沈黙し(silence)，家族の反応を観察しています。

妻　だって，会社の健診だって毎年受けていて，心臓の病気なんて，言われたことなかったんですよ！ 血圧とコレステロールが高いからって，お薬も毎日ちゃんと飲んでいたし，私も夫の食事には気をつけてたんです。

医師　○○さんの健康のことを考えて，がんばっておられたんですね。他に○○さんの健康上のことで，気になっていたことなどは，ありませんでしたか？

> 夫のためにがんばってきたことに敬意を示し(Respecting)，相手を理解する気持ち(Understanding)を伝えています。さらに相手のことを関心をもって知ろうとする姿勢(Exploring)を示しています。

妻　タバコを吸う人だったので，何度も

禁煙するように，私からも言っていたん
ですけど，仕事のストレスもあるみたい
で全然やめられなくて…。ここのとこ
ろ，付き合いで飲んで帰ってくることも
多くて…それもいけなかったのかしら…。

医師　○○さんのことを心配されていた
んですね…。

ここも，家族の言葉を「認知デー
タ」というよりは「感情データ」と
して捉え，「心配されていたんです
ね」と，相手を理解する気持ち
（**Understanding**）を投げかけるこ
とで，感情に対応しています。

妻　夫は仕事人間で…私たち家族のため
に，きっと無理してたんです。こんなこ
とになってしまうなんて…。（すすり泣
き始める）

医師　……。（しばらくの沈黙）

患者の家族が感情の大きな波にのみ
こまれている時，沈黙（silence）
することが有効なこともあります。

妻　それで…夫は…今，どうなってるん
でしょうか？

医師　では，詳しい説明を続けさせてい
ただいてよろしいですか？

家族の感情の波が少し落ち着いてき
たので，再度Invitation（SPIKES）
を出し，仕切り直しています。

妻　はい。

医師　今回，○○さんが罹られた「心筋
梗塞」は，心臓に栄養や酸素を運ぶ動脈
が急に詰まってしまう病気です。その程
度がひどい場合，今回のように，突然
「心室細動」という不整脈を起こして，
心臓が止まってしまうことがあります。
心肺蘇生を行い，病院に到着してからす
ぐに，詰まっている心臓の血管を開通さ
せるためのカテーテル治療を行いまし
た。しかしながら，おそらく，もともと
の心臓の筋肉のダメージが大きかったた
めか，心臓の動きが弱いままで，薬剤で
補助を継続している状況です。呼吸も止
まっているので，喉に管を入れて，人工

Knowledge（**SPIKES**）として詳細
な病状説明をしています。また，非
常に複雑な状況ですが，headline
として，「植物状態」や，「手の施し
ようがない」など，一般の方にも深
刻さが伝わるような言葉を使ってい
ます。

呼吸器も装着しています。また，倒れた時からずっと，意識がないままです。心停止時に脳に十分な血液が回らなかったために，「低酸素脳症」と呼ばれる，脳の障害が起きている可能性があります。その場合，命が助かったとしても，目が覚めず，植物状態になってしまうことがあります。脳を保護するために，人工的に体温を低くする「低体温療法」を行っています。この「低体温療法」は，通常であれば24時間行うものですが，○○さんの場合，心臓の動きが悪いままなので，薬剤や機械で補助し切れなくなる可能性もあります。その場合は，もう手の施しようがありません。

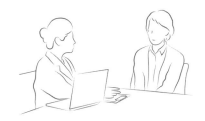

妻　そ，そんな…。（また泣き始める）植物状態だなんて…，手の施しようがないなんて…。先生，なんとかしてください！ 夫を助けてください！

医師　つらいですよね…。○○さんを大切に思うお気持ちが伝わってきます。私たちも，○○さんをなんとか助けたいと思っています。

> 再度，家族が感情の波にのみこまれました。ここはまず，「感情データ」と捉えて，**Naming，Understanding，Supporting**と，NURSEのスキルを意識した対応を続けます。

妻　（泣きながら）どうか，どうか，お願いします。

医師　最初の24時間を乗り越えられるかが，勝負になります。私たちも，最善を尽くしてやっていきます。そこを乗り切れたら，その先のことについて，またご相談しましょう。

> とても厳しい会話でしたが，なんとか方向性を見出し，**Summarize**（**SPIKES**）するところまで来ました。「最善を尽くします」と，**Supporting**を示した上で，この厳しい状況を一緒に戦っていることを伝え，信頼関係を築いていきます。

妻　夫のために，ありがとうございます。お願いします。

Key phrase

> こんなお話を急に聞かされて，ショックですよね…。（少しの間，沈黙）

　患者が命の危機に瀕しているという最も大事なこと（headline）を伝えた後，家族が取り乱して，次々に質問してきます。これはheadlineがしっかり伝わった証拠です。ここで家族が「なぜ，なぜ」とたたみかけてくるのは，高ぶった感情を示す「感情データ」です。さらなる情報を伝える前に，この感情の波をなだめなければ，理性的な判断ができず，現在の状況を理解してもらえないでしょう。話を先に進める前に，「ショックですよね」と，再度，感情に名前を付け（**Naming**），家族の気持ちを慮ります。そして少し沈黙し（silence），家族の反応を観察します。

Key phrase

> ○○さんの健康のことを考えて，がんばっておられたんですね。

　家族は少しずつ落ち着きを取り戻し，患者の背景がわかる情報（健診や既往歴）を話し始めました。これらは一見「認知データ」のようですが，ここでは「感情データ」として捉え，「がんばっておられたんですね」と，相手を理解する気持ち（**Understanding**）と敬意（**Respecting**）を示し，心を開いてもらうきっかけをつくっています。さらに相手のことを関心をもって知ろうとする姿勢を示し（**Exploring**），相手の心を少しでも落ちつかせて，話を聞いてもらえるようにします。

Key phrase

> ……。（しばらくの沈黙）

　そうしているうちに，家族が心情を吐露し，泣き始めました。このような場面では，医療者は気まずかったり，相手の気持ちをなだめたいと思うあまり，しゃべり過ぎてしまうことがあります。しかし，それはかえって感情の

波を荒立たせることになりかねませんし，家族は事実を正しく理解できるような状態ではありません。こんな時は，無理に何かを言わなくてもいいのです。沈黙（silence）することで，感情の波のピークが過ぎるための時間ができ，また，家族がどれくらい現在の状況を受け入れているのか，どこまで話を進めてもいいのかを見極める時間にもなります。相手が会話を再開してくるまで待ってもいいかもしれません。

詳しい説明を続けさせていただいてよろしいですか？

　長い沈黙の後，家族から今の患者の様子を改めて尋ねる言葉「今，どうなっているんでしょうか？」が出てきました。これは，感情の波が少し落ち着き，話を聞く準備ができたという「認知データ」です。再度，**Invitation**（**SPIKES**）を出し，さらに詳細な説明**Knowledge**（**SPIKES**）に向けて仕切り直しをします。

つらいですよね…。

私たちも，○○さんをなんとか助けたいと思っています。

　深刻な病状の詳細が伝えられ，再度，家族が感情の波にのみこまれました。これは，想定内の反応です。「助けてください！」と言われると「この疾患の救命率は○％で〜」などと対応したくなるかもしれませんが，このような状況では，数％の生存確率があるとわかったところで，患者が危険な状況にあることに変わりはありません。さらには，家族が過剰に期待してしまうような結果になりかねません。ここは「感情データ」と捉えて対応しましょう。「つらいですよね」（**Naming**），「大切に思うお気持ちが伝わってきます」（**Understanding**），「私たちも，助けたいと思っています」（**Supporting**；英語では，" I wish " statementsと呼ばれる，共感を示すフレーズ）と，**NURSE**のスキルを連続して使います（"NURSE bomb"などと言われます）。

患者・家族との対立にどのように対応するか

　生死に関わる重要な話をする場面で，医療者と患者・家族の間に感情的な対立や衝突，葛藤が起こることは珍しくありません。生死に関わる場面では，家族は感情が抑え切れなくなることがありますし，死が実際に目の前に迫った場合，家族の衝撃やストレスは非常に高まり，様々な対立が起こりやすくなります。

　患者・家族との対立を少なくする最も大切で有用な方法は，家族との良好なコミュニケーションを保ち，対立の危機が起こる前に働きかけることです。

対立を防ぐために
──コミュニケーションを尊重し，早い段階から話し合いの機会をもつ[1]

　対立を防ぐために心がけたい事項を以下に挙げます。

◎患者・家族と対応する時の基本的なエチケットを守る。
- 入室する時にはドアをノックする。
- 話す時にはなるべく座るように心がける。
- 生死に関わるような感情的に重い話をしなければならない場合は，必ず患者と家族の了解を得てから始める。
- 話し合いの終わりには必ず質問がないかを確認し，また質問してもらえるように促す。

◎事実は率直に，はっきりと，相手の思いに共感しながらも正直に話す。
◎医療者自身も治療の効果，予後を正確に予知できないことを認める。
◎治療計画において，首尾一貫した内容を伝える。
◎頼りになる家族や代理人を早めに特定する。
◎医療者の感情が無意識のうちに家族に伝わったり，影響を与えたりすることがあることも意識する(countertransference：心理療法における逆転移)。
◎なるべく治療の初期段階から，頻回に医療者も含めた患者・家族とのカンファレンスの機会をもつ。特に終末期の治療・ケアの目的や患者・家族にとって大切なこと，何を優先したいと考えているかなどについては，早い

段階から話し合いを始める。

◎初回のカンファレンスでは，患者と家族との関係性や，それぞれが果たしている役割などの理解に力を尽くす。時間が許せば，治療方針などの共同決定を促すのは，2回目以降のカンファレンスからとする。

対立が起きてしまったら
──認知データよりも感情データを掘り下げる[1, 2]

それでも対立が起きてしまったら，どのように対応すれば良いのでしょうか。重要と思われる事柄を下記に挙げます。

◎感情的な対立が生じた時にまず大切なことは，どちらが正しいかを決めることではない。患者・家族，医療者が共に問題を解決できる方向にもっていける関係を築くことである。医療者側が家族の立場を理解しようとしていることを示し，患者のために皆が一体となり治療方針を共同決定していく姿勢を貫く。

◎患者・家族が医療者側の見解を理解してくれない場合，「厄介な患者・家族」というレッテルを貼りがちである。このような状態の時こそ，自分を患者・家族の立場に置き換え，患者・家族にまず共感を示し，さらに「どうしてこのような反応をしているのか？」と患者・家族の様々な経験や背景に興味をもち，掘り下げて探索してみる。その際は，直接，対立の起きている問題に関係する質問（例：「転院したいと思われるのはなぜですか？」など）から始めるのではなく，一歩離れて，全体的な患者・家族の思いについての質問や，家族を支える言葉，尊敬の念をNURSEのスキル（➡p.26）を使って言ってみると効果的かもしれない。「○○さん，こんなに一生懸命，お母様のことをお世話されて本当にお母様は幸せだと思います」（Respecting），「○○さんやご家族が，最も不安に感じるのはどういったことですか？」（Exploring）など。

◎対立が起きている場面では，家族が正しく現状を理解しているかという認知データはもちろん，感情データを理解することがさらに重要となる。感情を掘り下げて探求することで，患者・家族への理解もますます深まり，共感を示すことによって対立の雰囲気を緩和させ，信頼関係を築き，治療方針の共同決定につなげることができる(building therapeutic alliance)。

◎患者・家族との感情的な対立が深まってくると，医療者としての自信をなくすことがある。まず，どちら側の言い分も意味があることを認識し，なぜ患者や家族が自分の言うことを認めてくれないのか，どうして自分自身も患者や家族の言い分を理解しにくいのかを分析してみる。その作業により，医療者として今なすべきこと，提案すべきことが整理できる。

◎対立に対応できる能力は医療者にとって不可欠であるが，医療者だけでは解決できないこともある。必要に応じて倫理の専門家などに助言を求める。

家族が積極的治療を望み続ける場合
──time-limited trial を活用する[2, 3]

　患者・家族と医療者間の対立でよくあるのは，医療者側が患者は明らかに終末期に近づいていると判断していても，家族が積極的な治療を希望し続けるケースです。このようなケースでは，限られた時間の中で，お互いの意見を聞き合い認識できること，そして患者・家族の価値観に沿い医学的エビデンスに基づいた「臨床的に望ましい」治療を行うという最終的な目的を達成するために，time-limited trial が効果的なこともあります。time-limited trialとは，予後が不透明かつ治療目標が確定し切れない重症患者において，期限を定めて積極的治療の効果を測る方法です。

　家族が要求する治療が患者の状態に禁忌ではなく，治療効果の有効性が不確かな時，そしてその治療が患者の治療目的や価値観に沿っている場合は，できる限り患者に関与している人すべてと話し合った上で，下記を医療者間で確認し，計画をカルテに記録してから，time-limited trial を行います。

◎time-limited trialの目的と治療期間

◎経過観察中に注目する症状や検査結果（何をもって状態が良くなっている，あるいは悪くなっていると判断するのか）

◎time-limited trialの成功・不成功の判断基準（患者や家族側からの意見も確認する）

◎time-limited trialの計画に対する患者や家族の反応（うまくいかなかった時の感情への対応を含む）

対立はプラスにもなりうる[2]

　患者や家族との感情的な対立は，できる限り防ぎたいところです。しかし

対立していた "厄介な状態" が徐々に和らぎ，お互いに理解していく過程が，その後の信頼関係を深めることもよくあります。対立にはマイナス面だけでなく，医療者にとってもやり甲斐のある，満足できる経験につながるというプラスの面もあるのです。

文献

1) Rosenstein DL, Park E: Challenging interactions with patients and families in palliative care. Block S, Givens J (Eds), UpToDate, 2020.
2) Back AL, Arnold RM: Dealing with conflict in caring for the seriously ill: "it was just out of the question". JAMA, 293(11):1374-81, 2005.
3) Chang DW, Neville TH, Parrish J, et al.: Evaluation of time-limited trials among critically ill patients with advanced medical illnesses and reduction of nonbeneficial ICU treatments. JAMA Intern Med,181(6):786-94, 2021.

（大西恵理子）

Tips! 面談は多職種で

　ホスピスへ転院してきた患者の家族に，最初の面談を行った時のことです。厳しい予後を伝えなければなりませんでしたが，自分としては家族の思いも十分にくみ取った面談を行えたと思っていました。

　医師である私がひと通り話を終えた後，看護師はそのまま残ることになっていました。面談室のドアを閉めかけた時，視界の片隅に，家族がソファに沈み込む姿が目に入りました。家族は私と話をする時はしっかりとしているように見えたのですが，実はひどく緊張して無理をしていたのでしょう。家族はその後，あふれる思いを涙ながらに話したそうです。患者や家族にとって，医師に心のうちを話すのはハードルが高いこと，そして医師以外の多職種が関わることの大切さを改めて感じました。

　病状の変化が急激に訪れる救急現場では，多くの患者や家族が混乱した思いを抱えています。多くの場合，その思いは医師には伝えにくいようです。悪い印象を与えたくない，こんなことを言ったら治療に影響があるのではないか，気分を害されるのでは…様々な思いがありそうです。あるいは医師という立場そのものが，高い障壁になっているのかもしれません。特に深刻な話をする時は，短時間の説明でも多職種が入り，患者や家族が話したいことを話せる機会をつくること。それが，医療者側にとっても患者・家族の側にとっても，大きなメリットになるはずです。

（湯浅美鈴）

3 REMAP
治療のゴールを決めるためのロードマップ

「だって，人工呼吸器にしなきゃ，
呼吸がもたないってことなんですよね？
もちろん，お願いします。
なんでもできることはしていただきたいです」

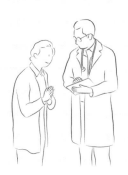

　治療しても回復の望みが限りなく低い時，治療のゴールを「回復」に設定し続けることはできません。最期をどう迎えたいかを含め，患者の意向に沿った治療方針を決めていく必要があります。

　ここでは，治療のゴールを決めるためのロードマップ，**REMAP**を紹介します。**REMAP**は，今後の治療方針や治療のゴールを決めなければならない救急や集中治療の現場では，特に必要とされるスキルです。

Reframe why the status quo isn't working	状況の変化を伝える
Expect emotion & empathize	感情に対応し，共感する
Map the future	将来を見据え，重要な価値観を掘り下げる
Align with the patient's values	患者の価値観に基づいた治療の方向性を確認する
Plan medical treatments that match patient values	患者の価値観に合った治療計画を立てる

REMAPとは？

　救急や集中治療の現場では，生命の危険が迫る重症患者やその家族と，深刻な予後や治療方針について話し合っていくことを避けることはできません。SPIKESの項（➡p.11）で述べた通り，日本でのACPの普及率は低く，特に急性期疾患が原因で急激に状態が悪化するような場合は，自分の最期の迎え方についての選好を患者自身が伝えることも難しいでしょう。また，医療者側も，患者の選好に意識を向ける余裕はなく，とにかく救命のための処置をしなくてはならないことがほとんどなのではないでしょうか。

　文献的には，集中治療室に入る患者の実に90％以上が，病状が悪化し過ぎて自分自身で意思決定することができないといわれています[1]。だからこそ，患者が話せるうちに本人の価値観を少しでも知っておき，患者にとって最適な治療方針へつなげていくことが重要なのです。

　米国では，1960年代に生命維持技術の発達とともに，集中治療医学が発展を遂げました。そして1980年代には，延命治療の末に集中治療室で死亡する患者が増加していることがわかりました。また，集中治療室で人工呼吸器を装着して生存退院できた患者のほとんどが，自宅退院はかなわず多くが寝たきりのままで，QOLが良好とはいえないこともわかってきました。そういった背景からも，集中治療室での治療が，患者の思い描く人生のあり方に見合わないのであれば，それは無益なものとなり，患者や家族にとっても，医療者にとっても，不幸なものとなってしまうと考えられます。

　一方で，どのようなゴールを目指して治療していくかについての話し合い（goals-of-care discussionと呼ばれます）は，生死に関わる内容も話さなくてはならないため，とてもデリケートなものでもあります。救急や集中治療の現場で時間の制約のある中では，時には治療と並行して，そういった会話を効率的にしなくてはならない時もあるでしょう。

　そのような時，患者や家族の意向に沿った治療方針を決めていくためのロードマップとして，REMAPが役に立ちます。患者や家族にとって最善と思われる治療のゴールを探ることは簡単ではありませんが，スキルを意識しながら対話を進めることで，進むべき方向性が見えてくるはずです。

Reframe — 状況の変化を伝える

　患者の状況が悪化している，という悪い知らせを伝えなくてはいけない時，患者や家族がこれまでの状況をどのように理解しているかを，医療者側もきちんと把握しなくてはなりません。基本的には，前述したSPIKESとNURSEのスキルを組み合わせて話を進めていきます。患者側の理解や受け入れの程度（Perception）を確かめるために，「尋ねる」→「話してもらう」→「また尋ねる」（Ask-tell-ask）という手法が役に立ちます。

　Perceptionを確かめたら，Invitationを出して，こちらから話を切り出しても良いか，患者や家族から許可をもらいましょう。一番伝えなくてはいけないこと（headline）はシンプルに伝え，患者や家族の反応を観察します。

Expect emotion — 感情に対応し，共感する

　NURSEの項（➡p.26）で紹介したスキルです。患者が感情をあらわにするのは，悪い知らせが心に届いた証拠です。その表情や声のトーンは，感情を推し量るための重要なヒントとなるので，注意深く観察しましょう。また，患者が同じ質問を繰り返しているような時は，感情の波にのまれて，うまく認知データを処理できていない表れである場合があります。そんな時は，NURSEのスキルを使って感情に対応してみましょう。感情の波が落ち着くにつれ，患者は少しずつ情報を理解できるようになっていきます。

Map — 将来を見据え，重要な価値観を掘り下げる

　患者の感情に十分対応できたと思ったら，いよいよここから今後の治療方針を決めていくために一番重要な，患者の価値観を知るための会話へ移行していきます。治療方針を決定する上で，このMapのプロセスが最も大切なのですが，実際にはここが抜け落ちていることがほとんどです。

　ここでも，Invitationを出して，会話を次の段階へ進めていく許可をもらいましょう。REMAPに沿って話題を先に進めていく上で，節目節目でInvitationを出すとスムーズです。

　患者の価値観を知るために，「今お話ししたことを聞いて，一番気がかりなことは何ですか？」「今後の治療に関して，一番大切にされたいことは何ですか？」といった質問が役に立つでしょう。患者の価値観を知ることは，その患者がどういう人かという「人となり」を理解することです。目の前にいる患者を「75歳男性，既往歴○○，肺炎の治療で入院3日目…」などと理解しているだけでは，その患者にとって最善の治療のゴールを見つけることはできません。今回の病気になる前に，その患者がどんな性格で，どんな生活をしていて，何が生きがいで，といったことを掘り下げていく会話が，最終的に価値観の把握につながります。もし，患者本人が話せる状態でなく，家族と話す場合には，「○○さんはどんな方なんですか？」「もしお父様がこの話を聞いてご自身の状況を理解したら，なんておっしゃると思われますか？」などと尋ねることで，今，話している家族ではなく，あくまでも「患者さん本人がどう思うか」という推定意思を引き出します。

ⒶMap いやや 患者の価値観に基づいた治療の方向性を確認する

　患者の価値観をMapすることができたら，患者の価値観をきちんと引き出せているかを確認した上で，治療の方向性を検討していきます。「今のお話をうかがって」と前置きをし，「あなたのお父様は，もともととても自立心の高い方で，他人の世話になることを嫌がっていたということですね」「息子さんの結婚式をどうしても見届けたいのですね」というふうに，**Map**で引き出された患者の価値観を要約して，こちらが正しく理解しているかどうかを患者や家族に確認します。例えば，算数の問題を解く時に答えだけが合っていてもきちんと理解しているかどうかはわからないように，理解した内容をしっかりと言葉にして伝えましょう。確認が取れたら，次の**Plan**での具体的な治療内容の会話へ移行していきます。

⒫lan 患者の価値観に合った治療計画を立てる

　Mapと**Align**で患者の価値観を引き出し，治療のゴールを設定したら，具体的な治療計画を提示していきます。治療計画は，大まかに3つのパターン

に分けられます。1つ目は根治的な治療を継続すること，2つ目は根治的な治療を試してみるが，効果がなければ症状緩和をメインにした治療に移行すること（time-limited trial ➡p.48），3つ目は根治的な治療は避けて，症状緩和をメインにした治療を行うことです。

　患者の価値観に見合った選好に合わせて，医学的にも妥当な方針を医療者側から提案します。ここでは，「△△しますか？　しませんか？」と尋ねるのではなく，「これまでお話を聞かせていただき，〇〇さんの価値観と現在の状況を照らし合わせると，一時的に挿管して人工呼吸器管理を行うことをお勧めします。ただし，長期化した場合，気管切開は〇〇さんの望む生き方には沿わないと思われる治療なので，行わないことにします」というふうに，医療のプロである医師として，最適と思われるものを「勧める」のです。

　なぜ「勧める」ほうが良いのか，理解するための例え話を挙げましょう。あなたが，ちょっといいレストランへ食事に出かけたとします。メインディッシュの料理を選び，次に飲み物を選ぼうとしていると，ソムリエがワインリストを見せてくれました。リストには，ずらりと何十種類ものワインが，色や産地や年代ごとに並んでいます。あなたは，日頃ちょっとお酒をたしなむ程度です。いきなりたくさんリストを見せられて，メインディッシュの料理に一番合うものを，的確に選ぶことができるでしょうか？　こんな時は，そのお店のワインを熟知しているソムリエに，自分の選んだ料理や好みを伝え，それに一番合っているものを提案してもらうほうが，確実においしいワインを楽しめるのではないでしょうか。

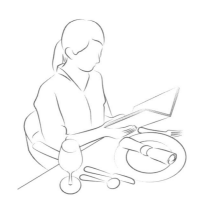

　この例え話のソムリエを医師，あなたを患者と考えてみてください。医師が提示する様々な医療行為の選択肢は，患者にとっては無数に並んだワインのリストのようなものです。その中でどれが自分の病状や選好に一番合っているのか選べと言われても，自分で判断するのは難しいのではないかと思います。特に自分や家族の生死が関わるような状況では，感情的になっているので，当然のことながらワインを選ぶよりずっと難しいのです。患者にしてみれば「早く選ばないと死んでしまうぞ！」と言われているようなもので，普段なら決断力がある人も，判断が適切にできなくなってしまうのです。

　医師には，**Map**の会話から，患者が選ぶ"メインディッシュ"が何なのか，"好み"が何なのか，情報を引き出しておいて，病状に合わせた治療計画を導き出して，ソムリエのように「これが一番いいですよ」と，医療の専門家として勧めることが求められるのです。

　さらに，治療計画を立てる際に，「どう考えても無益」と考えられるようなことを，あえて選択肢の1つとして提示する必要はないと考えられます。例えば，明らかに終末期を迎えている患者の家族に，DNAR（Do Not Attempt Resuscitate）の確認をする時，「心停止時に心肺蘇生をしますか？ しませんか？」と尋ねるようなことです。

　ここでも，例え話を挙げましょう。あなたが，近所に新しくできたレストランへ試しに行ってみました。お店に入ると，店内は掃除が行き届いておらず，店員の態度も悪い。頼んだ料理はなかなか出てこず，散々待たされたあげく出てきた料理の味は最悪でした。あなたは，もう二度と行くものか，と思いました。翌日，友人が，「あのレストランに行ったんだって？ 私も行ってみようかな？」と言ってきたら，あなたはどうしますか？ 細かい説明はさておき，とにかく「やめておいたほうがいい」と，言うのではないでしょうか。

　患者に治療の選択肢を説明する時も同様です。医師として，「どう考えても（医学的にも，患者の価値観からしても）無益」と考えられるようなことは，あえて「どうしますか？」と尋ねたりせず，「そのような治療は〇〇さんが望む生き方に沿う治療ではないので，差し控えさせていただきたいです」と，はっきり伝えたほうが，患者にとって親切でしょう。

　また，治療計画を話す時に，ポジティブなこと（やること）から話し，ネ

ガティブなこと（やらないこと）を話すと，受け入れてもらいやすいといわれています。例えば，「痛みや苦痛を取る治療をしましょう」とやれることを話した後に，「身体に負担になるような治療は行いません」と，やらないことは後から話す，というように。

　ここまで，REMAPの流れを説明してきましたが，治療方針の決定がいつもすんなりいくわけではない，ということは，臨床経験豊富な読者ならよくご存じだと思います。

　患者や家族がこちらの提案した治療計画に同意しない場合は，どうすれば良いのでしょうか？　例えば，非現実的な希望をもってしまい，医療者から見れば無益と思われる治療をしてほしい，と言われた場合です。そんな時，思わず，その治療の効果について議論しそうになりませんか？　実は，それはあまり意味がないと考えられています。

　こういった場合，一見，認知反応と思われる患者の言動が，実は，感情反応である可能性があるからです。NURSEのスキルで紹介したように，ここで「どうしてそう思うのですか？」「奇跡が起きるかも，と言われましたが，具体的にどうなればいいと考えていらっしゃいますか？」など，背後に隠れている思いを深く掘り下げてみましょう（Exploring ➡p.30）。これまでの話し合いで十分に拾い上げられていなかった情報が明るみに出て，より深い理解のもと，治療計画の検討ができることがあります。

　治療のゴールを決めるにあたり，実際にどのようにREMAPのスキルを使うことができるのか，肺炎の重症化リスクの高い患者とその家族の症例で考えてみましょう。

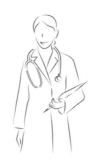

症例

　75歳男性。高血圧，糖尿病，冠動脈疾患，心不全の既往がある。心不全は2年前から徐々に悪化しており，今年になってから急性増悪で2回入院歴がある。前回入院時は非侵襲的陽圧換気療法（NPPV）を要した。長期入院後，リハビリ病院転院を経て，自宅退院。退院後，ADLは自立していた。現在は自宅で妻と二人暮らし。夫婦仲は円満である。息子が1人おり，数年前に結婚し，県外に住んでいる。息子夫婦にもうすぐ子どもが生まれる。患者は孫の誕生をとても楽しみにしている。

　今回，2，3日前より発熱，呼吸苦が出現し，症状が悪化したので，かかりつけのクリニックを受診。38℃台の発熱，頻呼吸および湿性ラ音（水泡音；coarse crackles）を認め，SpO2が80％まで低下。X線写真で広範な肺炎像を認め，関連病院へ救急搬送された。

　救急外来にて，フェイスマスクで酸素投与開始後，SpO2は90％台前半まで上昇。呼吸苦は軽減し呼吸回数も落ち着き，会話可能となるまで回復したため，急性期病棟へ入院することとなった。

症例のポイント

　高齢で多数の併存疾患のある患者が大葉性肺炎に罹り，重症化のリスクが高い状況である。担当医は，重症化した場合に気管挿管するかどうかを含めた治療方針について話し合わなくてはならない。キーパーソンとなる妻も付き添っている。

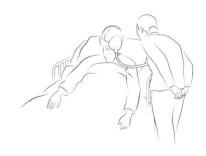

（患者はベッドに横たわり，酸素投与を受けている。妻はベッドサイドに立っている。医師は病室に入り，入口に立ったまま話し始める）

医師 ○○さんと奥様ですね。担当医になる××です。これから病状説明をさせていただきます。

患者・妻 よろしくお願いします。

医師 △△病院の先生から紹介状をいただき，ひと通り検査結果も見せていただきましたが，今回，肺炎を起こしているようです。レントゲンではかなり大きな影があり，採血では，炎症反応も高く出ています。現在，酸素は酸素マスクで投与できる量の上限に近くなっています。

患者 そうですか。3日前くらいから息苦しかったんで，この前みたいに心臓が悪さしてるのかなと思ってたんだけど，違ったんだね。

妻 これまでも心不全で呼吸が苦しくなって入院したことがあって…。先月やっと退院したところだったんですよ…。

医師 前回，循環器内科に入院された時のこともカルテで拝見しましたが，今回はその時よりも呼吸状態が悪く，感染も起きているので，この後，急激に悪化する可能性があります。抗生物質を開始しますが，効果が出るまでには少し時間がかかりますし，特にもともと心機能の悪い方ですと，予備力が少なく，一気に悪化してしまう可能性もあります。今のところ，酸素マスクでなんとかなっていますが，これより一段悪くなった時は，集中治療室に入って人工呼吸器管理が必要になる可能性があります。

妻 そんなに一気に悪くなることがあるんですか？

患者 …まあ，この間の入院の時も，人工呼吸器になるかもしれないって言われてたしな…。

医師 確認させていただきたいのですが，今回の入院中，呼吸状態悪化時の人工呼吸器管理や，万が一，心肺停止が起きた時の心肺蘇生は希望されますか？

妻 え？ どういうことですか？ なんでそんなこと聞くんですか？

医師 呼吸状態に関しては，今，酸素マスクでぎりぎりの状態です。前回の入院では，喉に管を入れることは免れたようですが，今回はその時よりも状

態が悪いのです。ですので，そういった治療を希望されるかどうか，今のうちに確認させていただきたいのです。

患者　人工呼吸器のことは，この間の入院の時に先生から少し聞いたけど…。

妻　希望するかどうかって…だって，人工呼吸器にしなきゃ，呼吸がもたないってことなんですよね？　もちろん，お願いします。この人には，元気になってもらわないと。来月，孫が生まれるんですよ。なんでもできることはしていただきたいです。

患者　人工呼吸器をつければ，良くなるんですかね？

医師　肺炎の治療にどれくらい反応するかによります。もともと心臓の病気をおもちで，最近退院されたばかりで体力も落ちていらっしゃるので，重症化してしまう可能性がありますが，人工呼吸器をつけて呼吸を補助しながら，抗生物質による肺炎の治療を継続していきます。治療には最低でも1，2週間かかるでしょう。

妻　ええ，ええ，お願いします。息子のタカシも，この人に孫の顔見せたいって，ずっと言ってるんですよ。できることは，なんでもしてください。

患者　人工呼吸器にしなきゃもたないっていうんじゃ，しょうがないか…。

医師　…わかりました。

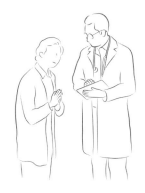

　医師は，今後病状が悪化する可能性について触れていますが，患者も妻も，あまり現実感をもっていないようです。とにかく治療をしてほしい，それだけで会話は終わってしまいました。

　なぜこのような対応になってしまうのでしょうか。

　この症例は，慢性心不全で頻回の入院歴のある高齢患者が，新たに肺炎を起こして緊急入院した場面です。肺炎そのものは急性の可逆的な病態で，患者のもともとの慢性疾患とは直接関係ないように思われますが，悪化すれば致命的になり得ます。この患者のように年齢や慢性疾患で徐々に人生の最終段階に近づいている場合，ここでしっかりと患者の価値観を確認しておかないと，いざ人工呼吸器などの根治を目指した侵襲的な治療が開始された後，そのまま患者の望むようなQOLを保った余生を送れる状況まで回復できず，患者にとって無益な延命治療につながってしまう可能性があります。

よくある対応　なぜこうなってしまうのでしょう?

　担当医の対応は，入院時の病状説明と，code statusの確認のためのありふれた会話です。

　患者も家族も，もちろん，今すぐ死んでしまうとは思っていないし，「孫が生まれる」という生きる希望ももっています。そして患者の家族（妻）の思いが強く，積極的な治療への希望を患者本人よりも主張しています。近い将来，死がさらに現実味を帯びてくるであろうこと，そして家族間で思いの違いがあることは見えているのです。

　しかし医師は，患者本人の価値観を掘り下げることなく会話を収束させてしまい，肺炎悪化時にfull codeで人工呼吸器治療が始まった後のことを見据えた治療のゴール設定ができていません。

　次に，先ほどの医師と家族のやり取りをVital Talk の視点から見ていきましょう。

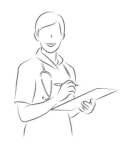

> **よくある対応** 　**Vital Talkの視点から見てみましょう**

（患者はベッドに横たわり，酸素投与を受けている。妻はベッドサイドに立っている。医師は病室に入り，入口に立ったまま話し始める）

医師　○○さんと奥様ですね。担当医になる××です。これから病状説明をさせていただきます。

患者・妻　よろしくお願いします。

医師　△△病院の先生から紹介状をいただき，ひと通り検査結果も見せていただきましたが，今回，肺炎を起こしているようです。レントゲンではかなり大きな影があり，採血では，炎症反応も高く出ています。現在，酸素は酸素マスクで投与できる量の上限に近くなっています。

> Setup（SPIKES➡p.2）もそこそこに，Perception（SPIKES）を確認せず，Invitation（SPIKES）もなしにいきなり話し始めています。Ask-tell-askの手法も使わず，一方的に自分のもっている情報を話しています。

患者　そうですか。3日前くらいから息苦しかったんで，この前みたいに心臓が悪さしてるのかなと思ってたんだけど，違ったんだね。

妻　これまでも心不全で呼吸が苦しくなって入院したことがあって…。先月やっと退院したところだったんですよ…。

医師　前回，循環器内科に入院された時のこともカルテで拝見しましたが，今回はその時よりも呼吸状態が悪く，感染も起きているので，この後，急激に悪化する可能性があります。抗生物質を開始しますが，効果が出るまでには少し時間がかかりますし，特にもともと心機能の悪い方ですと，予備力が少なく，一気に悪化してしまう可能性もあります。今のところ，酸素マスクでなんとかなっていま

> 状況の変化を伝えるReframeを行う場面ですが，warning shotやInvitation（SPIKES）もなく，悪い知らせを話し始めています。

すが，これより一段悪くなった時は，集中治療室に入って人工呼吸器管理が必要になる可能性があります。

妻 そんなに一気に悪くなることがあるんですか？

患者 …まあ，この間の入院の時も，人工呼吸器になるかもしれないって言われてたしな…。

医師 確認させていただきたいのですが，今回の入院中，呼吸状態悪化時の人工呼吸器管理や，万が一，心肺停止が起きた時の心肺蘇生は希望されますか？

> 病状が悪化するかもしれないと聞かされて，動揺を隠せない妻の感情に対応していません。人工呼吸器の話題が出たところで，ついでにcode statusを確認しようとしています。本来であれば，ここで患者の治療の選好，つまり価値観をMapすべき場面なのですが，いかにも事務的で，選択肢が2つしかないような聞き方をしています。また，患者が前回入院の時のことを口に出しており，患者の価値観をExploring（NURSE ➡p.26）するチャンスなのですが，まったく拾い上げていません。

妻 え？ どういうことですか？ なんでそんなこと聞くんですか？

医師 呼吸状態に関しては，今，酸素マスクでぎりぎりの状態です。前回の入院では，喉に管を入れることは免れたようですが，今回はその時よりも状態が悪いのです。ですので，そういった治療を希望されるかどうか，今のうちに確認させていただきたいのです。

> 動揺している妻の感情に対応せずに，認知データを出してきています。患者の価値観のMapをせずに，一方的に治療の選択を迫っています。

患者 人工呼吸器のことは，この間の入院の時に先生から少し聞いたけど…。

妻 希望するかどうかって…だって，人工呼吸器にしなきゃ，呼吸がもたないってことなんですよね？ もちろん，お願いします。この人には，元気になってもらわないと。来月，孫が生まれるんですよ。なんでもできることはしていただきたいです。

患者　人工呼吸器をつければ，良くなる
んですかね？

医師　肺炎の治療にどれくらい反応する ◀
かによります。もともと心臓の病気をお
もちで，最近退院されたばかりで体力も
落ちていらっしゃるので，重症化してし
まう可能性がありますが，人工呼吸器を
つけて呼吸を補助しながら，抗生物質に
よる肺炎の治療を継続していきます。治
療には最低でも1，2週間かかるでしょ
う。

妻　ええ，ええ，お願いします。息子の
タカシも，この人に孫の顔見せたいっ
て，ずっと言ってるんですよ。できるこ
とは，なんでもしてください。

患者　人工呼吸器にしなきゃもたないっ
ていうんじゃ，しょうがないか…。

医師　…わかりました。 ◀

> 重症化するかもしれない，というの
> はheadlineで伝えるべき「状況」
> ですが，肝心の「それが何を意味す
> るか（つまり，呼吸状態が悪化した
> ら命に関わることもあること）」が
> 伝えられていません。患者は，ここ
> でも前回の入院の時のことをちらっ
> と口に出したり，予後を気にしてお
> り，本来であればさらに話を掘り下
> げ（**Exploring：NURSE**），価値観
> を**Map**するチャンスなのですが，
> それらをすべて聞き流してしまって
> います。

> 結局，**Map**も**Align**もなされずに，
> **Plan**だけ決まってしまいました。

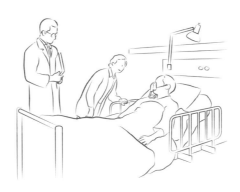

この症例では，肺炎で呼吸不全になりつつある患者の入院時の病状説明を再現しています。医師は，今回の肺炎がこれまでの心不全の時よりも状況が悪く，人工呼吸器管理が必要となり予後不良が予測されるという，状況の変化について説明しようとしていますが，headlineとして状況は伝えても，その意味（予後不良，生命の危険）まではっきりと伝えることができていません。これでは，患者側が非現実的な期待をもってしまいかねません。

また，今後の治療計画として，「気管挿管するか，しないか」もしくは，「DNARか，full codeか」しか念頭にないように見えます。「救命するためには人工呼吸器が必要」ということだけ伝え，その後の転帰については言及せず，治療が奏功しなかった場合のことを説明していません。ここできちんと患者の価値観を知って，それに最適な治療の方向性を一緒に考えておかないと，いざ治療が思うようにいかなかった時に，患者も家族も望んでいなかった無益な延命治療へと続いていってしまう可能性があります。

では次に，同じ症例について冒頭で紹介した**REMAP**のスキルを使った対応を見ていきましょう。

Reframe why the status quo isn't working	状況の変化を伝える
Expect emotion & empathize	感情に対応し，共感する
Map the future	将来を見据え，重要な価値観を掘り下げる
Align with the patient's values	患者の価値観に基づいた治療の方向性を確認する
Plan medical treatments that match patient values	患者の価値観に合った治療計画を立てる

**REMAP を
使った対応** ▶ スキルの使い方を見ていきましょう

（ベッドサイドにて。部屋は個室で，患者はベッドをリクライニングにして酸素投与を受けて
いる。妻はベッドのそばの椅子に腰かけている）◀

医師　今回の入院中，担当させていただ
く××です。今，ご気分はどうですか？

> 場所，人の**Setup**（**SPIKES** ➡p.2）

患者　酸素マスクをつけてもらってか
ら，だいぶ楽になりました。

医師　これから，病状の説明と今後の方 ◀
針について，お話しさせていただいても
よろしいですか？

> これから説明を始めるための
> **Invitation**（**SPIKES**）

患者・妻　はい，お願いします。

医師　入院する前に，かかりつけの先生 ◀
からは，どんなお話を聞いていますか？

> **Perception**の確認。Ask-tell-askの
> 手法で，相手のもっている情報を引
> き出します。

患者　おとといから熱っぽくて，だんだ
ん息苦しくなって，今日，いつも診ても
らってるクリニックへ妻に連れて行って
もらって，採血やレントゲンをやりまし
た。そうしたら，肺炎になって，酸素の
数値が低くなっててて，しばらく入院が必
要だって言われました。

医師　ありがとうございます。私もその
ようにうかがっています。

妻　今年に入ってから，心不全のことで
入院続きで。この間，退院したばかりな
のに，今度は肺炎になってしまったなん
て…。

> **Expect emotion，Understanding**
> （**NURSE** ➡p.26）で対応し，共感を
> 示しています。

医師　お気持ちお察しします…。 ◀

患者 まあね…もう年だしな…。で, 今度はどのくらいかかりそうですか？

医師 そうですね…。今回は, この間とは状況がかなり違うんです。そのことについて, 詳しくお話しさせていただいてもいいですか？

> 状況が変化していることを伝える**Reframe**を始めるためのwarning shotを出しています。

患者・妻 …はい。

医師 今日のレントゲンを拝見しましたが, 肺炎が, かなり悪い状態です。これ以上悪化すると, 自分の力だけでは十分な呼吸ができなくなり, 人工呼吸器の装着が必要になる可能性が高いです。最悪の場合, 命に関わる可能性があります。

> headlineを,「どんな状態」で「それが何を意味するのか」がわかるように表現しています。

妻 そんなに悪いんですか!? これまで心不全で, 循環器の先生から心臓が弱ってきているとは聞いてましたけど, 肺炎だったら, 抗生物質とかで治るんじゃないんですか？

患者 お前, 落ち着けよ。先生のお話を聞こう。

医師 こんなことを言われたら, 驚かれますよね…。

> 悪い知らせが届き, 波立つ感情に, **Expect emotion, Naming**（NURSE）で対応し, 沈黙（silence）して反応を待っています。

妻 だって, せっかくこの間退院できたばかりなのに, またか, って。

医師 これまでずっと, 入院のたびに一生懸命看病されて, 本当に大変でしたよね。

> さらに, **Expect emotion, Respecting**（NURSE）を重ねます。

妻 はい。息子も, 夫が退院したこと, すごく喜んでたのに…。

医師 息子さんがいらっしゃるんですね。息子さんのこと，お聞きしてもいいですか？

> Exploring（NURSE）で心の内を探っていきます。

患者 息子のタカシは東京に住んでて，仕事も忙しくて，結婚も遅かったんだけど，今度，子どもが生まれるんだよ。俺に孫の顔見せたいって，ずっと言っててね…。

妻 だから，夫には何とか元気でいてほしくて…。

医師 そうなんですね。とても大事なことをお話しくださって，ありがとうございます。お孫さんの顔を見ることを楽しみにされて，ここまでがんばってこられたんですね。

> 大切な情報を伝えてくれたことに対して，Respecting（NURSE）を表し，信頼関係を築いていきます。

患者 まあね。でも，たくさん病気してきたし，そんなに先は長くないって思ってた。で，実際，俺はこれからどうなるの？

医師 ○○さんは，これまで，もしも，ものすごく具合が悪くなって命が危なくなった時にどうしたいか，ご家族やかかりつけの先生とお話しされたことはありますか？

> いよいよ，本題に入っていきます。まず，重要な価値観を掘り下げるためのMapを行います。

患者 いや，面と向かって話したことはないけども。やっぱり，そんなに悪いんだ，俺。

医師 抗生物質が効けば，良くなる可能性は十分あります。ですが，○○さんの場合，他のご病気もあり，最近まで入院されていて体力も落ちているので，治療

がうまくいかない可能性もあるのです。

患者　…そうか…。

妻　そんな…。

医師　私たちも，治療がうまくいくこと
を願っていますが，もしそうでなかった
時のことも考えておかなくてはなりませ
ん。このまま，お話を続けさせていただ
いてもよろしいですか？

そのような厳しい状況になって助かる見
込みがない時に，人によっては，とにか
く命をながらえるために，人工呼吸器や
心肺蘇生などのあらゆる処置を続けるこ
とを希望される場合もあります。回復す
る見込みがある場合にのみ，人工呼吸器
やいろいろな治療を試してみて，それで
もだめだったら，それ以上の処置は希望
されない場合もあります。あるいは，そ
ういったつらい治療は一切せずに，点滴
などの身体に負担の少ない治療や症状を
取る治療だけを希望される場合もありま
す。○○さんは，どう思いますか？

患者　この間，心不全で入院した時も，
人工呼吸器の説明を聞いたよ。結局，そ
うなる前に良くなったけど。良くならな
かったら，気管切開をして，ずっと人工
呼吸器のままになるかもしれないんだろ
う？

妻　人工呼吸器になっても，元気になれ
るんだったらいいじゃないですか。タカ
シのとこの赤ちゃん，あなただって会い
たいでしょうに。

> 重い話が始まり，患者と妻は口数が
> 少なくなっています。言葉には出さ
> ないけれど，大きな感情の波にのみ
> こまれている状態を「感情データ」
> と考え，"I wish" statements（共
> 感➡p.45）でSupporting（NURSE）
> しつつ，さらに話を進めていくため
> のInvitation（SPIKES）を出して
> います。

> 現在の状況をわかりやすく伝え
> （Knowledge：SPIKES），患者の思
> いを掘り下げるMapのための問い
> かけをしています。

患者 そりゃあそうだけど…。テレビとかで，たまに見たりするけどね…。意識もないのに，機械につながれて，生かされてるだけっていうのは，どうもね…。俺はあんなふうに機械にずっとつながれたままで死ぬのは嫌だね。

妻 死ぬだなんて，縁起でもない！

医師 こんなお話をするの，つらいですよね。○○さんは，今はまだ治療を始めたばかりですので，この先，治療が効いてくるかどうか，見定めていく必要があります。肺炎については，抗生物質が効けば，時間をかけて良くなっていく可能性があります。その過程で，一時的に人工呼吸器の補助が必要となるかもしれません。ただし，治療をしても人工呼吸器を外せる見込みがない場合は，機械につながれたまま生きながらえるのは望まない，ということですね。

患者 そうだねぇ。孫の顔は見たいけど，良くならないのに機械につながれっぱなしなんてのは，俺は嫌だね。そんなんじゃ生きてる意味ないし。お前やタカシたちに迷惑かけちまうだろうし…。

医師 奥様はどう思われますか？

妻 そんな，迷惑だなんて…。私もこの人に，つらい思いはしてほしくはないんです。でも，もうすぐ孫が生まれるというのに…。息子のタカシが，親父にはずっと苦労かけたから，孫の顔見せて，安心させてやりたいって，ずっと言ってて…。

Mapすることで，患者の価値観を知るための重要なキーワードが出てきました。

患者と妻の間の葛藤が明るみに出ました。妻のほうは，厳しい話を聞かされて，感情の波を抑え切れていないようです。

妻の感情にNaming（**NURSE**）で配慮しつつ，患者の価値観に基づいた治療ゴールの設定をしていきます（**Align**）。

患者の思いがはっきりと表現されてきました。自分のことだけでなく，家族のことも気にかけていることがうかがえます。

患者 あいつは十分，よくやってくれてるよ…。

医師 とてもやさしい息子さんなのですね。ご家族で支え合っていらっしゃるのが，伝わってきました。

ここまでお話を聞かせていただいたところで，こうするのはどうでしょうか。この先，肺炎が悪化して呼吸状態が悪くなったら，人工呼吸器を試してみましょう。抗生物質を継続して効果が出れば，人工呼吸器から離脱できる可能性があります。その間，苦痛を取り除くためのお薬を使い，痛みや苦しみがないようにします。

もし，それでも良くなる兆しがない場合は，改めて，人工呼吸器などの侵襲的な治療をどこまで続けていくべきか，2，3日後に話し合いましょう。

患者・妻 わかりました。お願いします。

気持ちの揺れ動く患者と妻の気持ちを慮り，**Respecting**や**Understanding**（NURSE）のフレーズを入れています。

Mapと**Align**から導き出した**Plan**を提案します。「できること」から話すと，受け入れられやすいといわれています。

「できること」を先に，「できないこと」を後にもってきています。また，今回話し合った計画は，状況に応じて見直すことができることを伝えています。

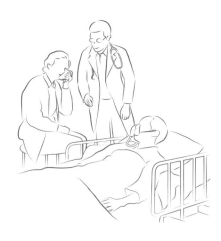

REMAPを使った対応 ポイントを押さえておきましょう

Key phrase

かかりつけの先生からは，どんなお話を聞いていますか？

　これまで紹介した，SPIKESとNURSEのスキルを使って，会話を始めていきます。Ask-tell-askの手法を使うことで，患者の言葉で話してもらいながら情報を集めていき，これから始める治療方針決定に関する重要な話し合いの土台をつくっていきます。

Key phrase

最悪の場合，命に関わる可能性があります。

　相手の認識を確認し（Perception：SPIKES），今の気持ちや受け入れ具合をだいたい把握したところで，これまでよりも状況が悪化してきていることに関して伝えるReframeを行っていきます。ここでは，「肺炎が悪くなり，命に関わる可能性がある」という悪い知らせを伝えなくてはならないため，warning shotで前置きをしつつ，headlineを率直に伝えています。headlineを伝える時は，「今どんな状態（人工呼吸器装着が必要になるかもしれないくらい肺炎が悪化している）」で，「それが何を意味するのか（生命の危険がある）」をしっかり伝えることが重要です。

Key phrase

これまでずっと，入院のたびに一生懸命看病されて，
本当に大変でしたよね。

　headlineを伝えた後は，感情の波への対応（Expect emotion）をしていきます。NURSEの項（➡p.26）で学んだスキルを組み合わせることで，感情反応を和らげていき，患者が冷静な気持ちで認知反応ができるようになったところで，その先のさらに込み入った治療方針決定の話へと進めていきます。

命が危なくなった時にどうしたいか，お話しされたことはありますか？

　価値観を掘り下げるためのMapでは，まず，患者さんがACPをしたことがあるかを確認するところから始めるとスムーズです。前述したように，ACPを行ったことがある日本人は全国民の3%程度と，かなり少ないのですが（➡p.11），よくよく聞いてみると，実際にはACPと銘打たずとも，自分の人生の最終段階に関しての希望や考えをもっている高齢患者はたくさんいるものです。

私たちも，治療がうまくいくことを願っていますが，
もしそうでなかった時のことも考えておかなくてはなりません。

　患者がACPを行ったことがなく，自分の人生の最終段階に関して考えたこともないというのも，救急の現場ではよくあることです。「今まで自分は元気だと思っていたから，自分の最期についてなんて考えたこともない」という患者にとっては，人生の最終段階に関する会話を切り出されると，ショックを受ける方もいるでしょう。この症例の患者と妻のように，口数が少なくなったり，感情を表に出さない方もいます。言葉に出さなくても，表情やしぐさから感情を推し量り，丁寧に対応することで，この重い話題を先に進めていくための信頼関係を深めていくこと（building therapeutic alliance）ができます。

人によっては，あらゆる処置を続けることを希望される場合もあります。
…身体に負担の少ない治療や症状を取る治療だけを
希望される場合もあります。○○さんは，どう思いますか？

　患者の心の準備ができたことを確認して，状態が悪化した場合の人工呼吸器装着を含めた治療方針に関して，具体的に選択肢を提示していきます。こ

の症例では，人工呼吸器装着に関して消極的な患者に対し，人工呼吸器を装着してでも生きてほしいという妻の間で，意見の対立（葛藤）が生じています。人生の最終段階の治療方針決定の会話において，家族間，家族と医療者間，医療者間での葛藤はつきものです。米国の研究では，こういった葛藤の90％以上が，十分な話し合いにより解決するというデータがあります[2, 3]。患者にとっては，家族の気持ちも大切なものです。お互いの気持ちを尊重しながら，最終的には患者本人の意向にAlignした計画（Plan）を導き出していきます。

Key phrase

こうするのはどうでしょうか。

肺炎が悪化して呼吸状態が悪くなったら…（以下，治療方針を提案する）

今回の症例で，医師は，患者と患者のことを案じている妻，家族思いの息子の気持ちを確認し，整理した上で「人工呼吸器を試してみるが，効果がなければ，いつまで侵襲的な治療を継続するかを再考する」という，time-limited trial（➡p.48）の方針を提案しました。この時，医師は，レストランでワインのソムリエがするように，医療のプロとして，患者に最適と思われる計画を「やりたいか尋ねる」のでなく，「勧める（提案する）」のがポイントです。また，「できること」を先に話し，「できないこと」を後に話すのも，患者に受け入れてもらいやすい話し方です。

文献

1) Luce JM: End-of-life decision making in the intensive care unit. Am J Respir Crit Care Med,182(1):6-11, 2010.
2) Prendergast TJ: Resolving conflicts surrounding end-of-life care. New Horiz,5(1):62-71, 1997.
3) Garros D, Rosychuk RJ,Cox PN: Circumstances surrounding end of life in a pediatric intensive care unit.Pediatrics,112(5), 2003.

「できることはすべてしてください」に どう対応するか

　救急外来や集中治療室などにおいて，重症で医学的にもう助からないと思えるような患者やその家族と治療方針についての話し合いをしている時，患者や家族から「先生，できることはすべてしてください。お願いします」と言われることがあります。皆さんもそのリクエストを聞いて，「わかりました」と言ってカルテに「患者はすべての治療を希望。full codeで，透析，昇圧剤もすべて行う」と書いたことがあるかもしれません。しかし，少し待ってください。本当にそれでいいのでしょうか？

　この「すべてしてください」というリクエストに対するアプローチを提示した有名な論文[1]がVital Talk創始者のBackらによって書かれていますので，筆者の経験も踏まえてここで少し概説します。

「すべて」の背景にある感情を探る

　まず，その「すべて」という言葉をそのまま「可能な医療行為すべて」と捉えるのではなく，その背景にある真意を探ることが大切です。というのも，患者がその言葉通り，どのような苦痛を伴う治療でも「すべて」をリクエストしてくることは非常に稀であり，通常は背景の感情や価値観の表れとして，「すべて」という言葉が出てくることが多いからです。例えば，医療者に諦められてしまうことを不安に思っているとか，死に対して恐怖を感じているなどです。つまり，「すべてお願いします」というのは，「私のことを諦めないで」とか「私は死ぬのがすごく怖い」という感情の表現でもあるのです。

　そのため，NURSEのスキル，特にExploring（➡p.30）を使って，背景にある感情を探るといいでしょう（例：「すべてとおっしゃいましたが，どういう意味なのか，もう少し詳しく教えてもらえますか？」）。また，それが価値観の表れであることもあるので，REMAPのスキル，Map（➡p.52）を行うことも重要です。具体的には「心配していることはなんですか？」「大事なことはなんですか？」などの質問をするといいでしょう。また「治療によって，どのような状態になることを望んでいますか？」というふうに，何

を目的として「すべて」をリクエストしているのかを探ることも重要です。

　また，患者が自分の予後をきちんと理解していない場合もあります。そのような場合，まずは「ご自分の病状についてどのように聞いていますか？」から始めて，必要であれば正確な病状を伝えるようにしましょう。場合によっては予後，つまりどれくらいの時間が残されているのかを伝えることが重要な場合もあります。そうすることで，なぜその治療が無益であるのかを理解してもらいやすくなります。

　また，家族の問題が絡んでいることもありますから，多職種と共に多方面から背景を探ります。例えば，「（患者本人はこれ以上の治療は望んでいないが）妻がどうしても諦めるなと言っている」ということもあるでしょうし，「残していく子どものことがどうしても心配」，ということもあるでしょう。正確な病状を家族に説明することを提案したり，子どもに提供できるサポートを探してその不安の軽減を図ることも大事です。

　感情や価値観を探ったら，それに基づいた治療方針をREMAPのスキル，Plan（➡p.53）で見たように提案し，反応を観察します。ここで同意が得られるとは限りませんが，しっかりとMapを行い，価値観を踏まえた提案をすれば，受け入れてもらえる確率はかなり上がるでしょう。同意が得られない場合は，感情に対応しつつ，なぜ同意できないのかを聞き，妥協点を探ります。必要であればtime-limited trial（➡p.48）を行うこともあります。

それでも「すべての治療」を求められる場合

　なお，前記のように「すべて」の意味を慎重に探った結果として，ごく稀にですが，文字通り「可能な医療行為をすべて行い，1秒でも生物学的な生命を長く保つことが大事」という場合もあります。そのようなケースは，米国では宗教的な理由が背景にある場合がほとんどです（日本にも少なからずあるケースだと思います）。実際に筆者も，敬虔なユダヤ教徒の家族が宗教的理由から「すべて」をリクエストしている症例を経験したことがあります。

　そのような場合には，文字通り「すべて」やることが患者の価値観に合った治療なのですから，どんなに医療者であるあなたが同意できなくても，患者の価値観を尊重してその治療を提供することが大事です。その場合には，他の医療メンバーにその理由をきちんと説明し，チームでコンセンサスをもつことが大事です。そして，患者や家族に対して不必要にそれ以上の説得を

試みないようにし，患者やチームメンバーにストレスを与えないようにしたほうがいいでしょう。またチーム内で，無益と思われる治療を提供することでストレスを感じる人もいるでしょうから，チームのメンタルケアが必要になることもあります。

　なお，「すべて」をリクエストしているのが家族である場合には，代理意思決定の問題が絡んできますから，コラム「患者の意思を推定し，共に『最善』を考える──代理意思決定」（➡p.22）も参考にしてください。

文献

1) Quill TE, Arnold R, Back AL: Discussing treatment preferences with patients who want "everything". Ann Intern Med,151(5):345-9, 2009.

（植村健司）

Tips!　コミュニケーションは手技の1つ

　日本ではコミュニケーションに関する教育，トレーニングが一般的でないこともあって，コミュニケーションがあたかも元から備わっているセンスであるかのように捉えている医療者が多いと思いますが，それは誤解です。コミュニケーションは中心静脈ライン挿入や胆のう摘出術などと同じ手術，手技であり，練習次第で必ず上達します。筆者は外科医として勤務していた時には，手術の前日に解剖をチェックし，予習をした上で手術に臨み，手術後には自分の反省点を書き留めて，次に同じ失敗を繰り返さないように復習を繰り返しました。やり方は多少違えど，外科医は皆，このプロセスを踏んでいるはずです。これをしないと，20年やっても100例手術しても，下手な外科医は下手なままでしょう。

　コミュニケーションも一緒です。大事な会話の前には，どうやって病状を説明するか，あの質問が来たらどう答えるか，といったことを可能な限りこと細かく予習し，会話の後には，あそこはもっとこう言えばよかった，といった復習を必ずします。他の誰かがしている会話に注意し，使われているスキルとそうでないスキルを意識する。可能であれば，積極的に周囲からのフィードバックを求める。日本語が話せれば日本語の会話を終えることはできます。しかし，それは必ずしも会話の質を担保しません。うまくなるためには意識して努力を継続する必要があります。

（中川俊一）

限定された時間の中で，
スキルを組み合わせて使う

治療の方向性を話し合う
──どこまで治療を望みますか?

　ACPが浸透していない日本の救急現場では，患者の治療のゴールに関する選好（治療をどこまで受けたいか，どのような最期を迎えたいと考えるか，など）の情報が事前に明らかでないことがほとんどです。そんな状況では，医師は生命維持装置を含めた根治的治療を最優先して行わざるを得ません。もし情報を手に入れることができる状況なら，医師は患者や家族が何をしてほしいと思っているのかを見極め，患者の価値観に合った治療のゴールを設定することもできるでしょう。救急搬送されて来院するすべての患者が，自分の病状が重篤であることを理解した上で，命を長引かせるためだけの治療を望んでいるとは限らないのです。

　時間に追われながら緊急性のある患者に対応する救急外来や集中治療室で，患者の価値観を引き出す会話をすることは容易ではありません。しかし，患者が根治的治療を希望しているのか，症状緩和のみを望んでいるのかを見極め，そのどちらであっても適切な治療を提供するように努力することが，真の患者中心の医療を提供することにつながるのではないでしょうか。

　1960年代に始まる生命維持装置を含めた集中治療技術の発展に伴い，根治的治療と，症状緩和のための治療が分断されるようになりました。根治的治療は，多大な苦痛を伴ったとしても，命さえ助かれば容認されて当然と思われてきました。

　しかしながら，このような分断が根治的治療と緩和的治療の境界線をつくり出し，救急の場面で「すべてか無か（all or nothing)」の治療選択を迫られるようになってしまいました。救急現場の医師は，患者が"境界線"のどちらに立っているかを決めつけるのではなく，患者が今，人生や病気のトラジェクトリーのどこに位置しているのかを認識し，患者が何を大切にしているのか，その意向を患者や家族から聞き出し，治療のゴールを設定することを重要視すべきでしょう。

この一連の作業を医師だけで行うのは現実的ではありません。患者の診療に関わる多職種と共に患者や家族と話し合いを重ねることで，患者の意向に沿った治療のゴールを見出すことができる可能性は高まります。

　目まぐるしく，時間の限られた救急の現場で，患者と家族の希望に沿った現実的な治療のゴールを見出すためには，高いスキルが要求されます。Part 1で見てきたSPIKES，NURSE，REMAPのスキルが，話し合いを進めるための大きな助けになるでしょう。

　それでは，救急外来，急性期病棟，集中治療室，それぞれのセッティングで，どこまで治療を望むのか，治療の方向性を話し合う対話例を見ていきましょう。

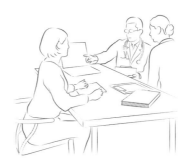

1 救急外来
治療の差し控えを含め，今後の方針について話し合う

「俺はこれまて，この病気でずっと苦しんできたんだ。
もう，苦しいのは嫌だ」
「先生はなんとか俺に酒やめさせようとしてたけど，
俺は酒飲めなかったら，生きてたってしょうがねぇんだよ」

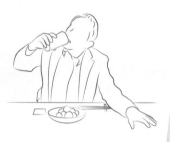

　肝硬変末期，息苦しさを訴えて救急車で来院した患者の症例から，救急外来での対話の進め方を考えてみます。

　今は落ち着いていても，次に状態が悪くなったら，意思の確認ができるとは限らない。代わりに意思決定ができる家族もいない。救急外来に繰り返し来院する患者でよくあるケースです。

　話し合うべきことを先延ばしせず，決めるべきことを一緒に決めておく。それによって，患者と家族，そして医療者のその先のさらなる苦悩を和らげることができます。Vital Talkのコミュニケーションスキルが，その後押しになるでしょう。

症例

　60歳代男性。糖尿病，慢性腎障害，アルコール性肝硬変の既往がある。近所の内科クリニックがかかりつけであるが，肝硬変の状態は悪化しており，数か月前には食道静脈瘤破裂による吐血でショック状態となり救急搬送，挿管され，大量輸血および緊急内視鏡的結紮術を受けた。

　難治性腹水があり利尿薬を内服しているが，効果に乏しく，かかりつけ医からは，これ以上，薬を増やせないと言われている。これまで何度か，アルコール依存症の治療を受けているが長続きせず，飲酒がやめられない。

　若い頃は会社に勤めていたが，健康状態が悪化し退社。何年も前に離婚し，前妻との間に息子が1人いるが，縁を切っている。自宅でひとり暮らし。地域の行政福祉が介入している。

　数日前より息苦しさが出現。徐々に悪化し，自分で救急車を呼んだ。意識は混濁し，頻脈，頻呼吸を認めた。眼球結膜と皮膚は黄染し，腹部膨満著明，打診では濁音を認めた。酸素投与を開始し，静脈路確保，採血，ポータブル胸部X線撮影を行った。リザーバーマスクによる10L/分の酸素投与でなんとか酸素化は保たれていたが，著明な代謝性アシドーシスを認め，呼吸性に代償していた。

症例のポイント

　アルコール性肝硬変末期で，他の併存疾患もある患者。肝硬変の悪化に伴い肝腎症候群となり，呼吸状態も切迫しており，挿管を考えなくてはならない状況である。患者には身寄りがないが，自分で意思決定ができる状況である。救急医は，治療方針に関して，患者と話し合わなくてはならない。

　頭の中でシミュレーションしてみましょう。救急医のあなたは，今すぐ患者のベッドサイドに行って話し合いを始めます。20分後には，別の患者の処置に入らなければなりません。

医師 ○○さん，今，ご気分はどうですか？

患者 （肩で息をしながら）少し楽になったけど…まだ苦しいかな。

医師 もう少し，身体を起こしましょう。（ベッドを少しギャッチアップする）どうですか？ ◀─── 会話を始める前に，患者が少しでも落ち着いて話をしてくれるよう，配慮しています（**Setup**）。

患者 ああ…ちょっとは，ましになったよ…。

医師 今，採血とレントゲンの結果が出ました。今の病状とこれからの治療方針に関してお話ししたいのですが，よろしいですか？ ◀─── 話を進めてよいか，確認をとっています（**Invitation**）。

患者 なんでもいいから，早くなんとかしてくれ！

医師 こんな時に，すみません。でも，とても大切なお話なんです。○○さんの今の状態は，あまりよくありません。これから，もっと悪くなる可能性があります。○○さんがお話しできるうちに，確認させていただきたいことがあるんです。 ◀─── 患者は切迫した状態であり，これ以上意識が混濁すると，患者の価値観を聞き出すチャンスを失ってしまいます。早いうちからwarning shotを出して，緊急性をアピールします。

患者 そりゃ，こんなに苦しいんだから，状態が悪いことくらいわかってるんだよ！

医師 急に具合が悪くなってしまって，心配になりますよね…。 ◀─── 感情を言葉で示すNamingを使って，患者の不安な気持ちに対応しています。

患者 …そうだよ，俺はこれからどうな
るんだよ！

患者のほうから，この先の話を尋ね
てきました。再度，**Invitation**を出
して，仕切り直します。

医師 それでは，これからの治療のお話
をしましょう。

患者 わかったから，早くしてくれ！

医師 まず，おうかがいしたいのです
が，○○さんの具合が悪くなって，ご自
分でお話ができなくなった時に，○○さ
んの代わりに治療方針などについて決め
ていただけるような方はいらっしゃいま
すか？

緊急時でも，**Setup**を進めていきま
す。

患者 いいや…。ずっと前に離婚して，
妻とも息子ともとっくの昔に縁を切って
るんだ。自分のことは，いつも全部自分
で決めてるよ。

医師 わかりました。では，このままお
話を続けさせていただきますね。これま
で，かかりつけの先生のところで肝硬変
の治療を受けてこられたと思いますが，
ご病気について，どのように聞いていま
したか？

Perceptionによって，患者の理解
を把握します。

患者 もう，何年もみてもらってきたけ
ど，肝臓は悪くなるばっかりで。ちょっ
と前に血を吐いて救急車で運ばれた時も
あって，その時は死にかけて…。先月の
診察の時は，腎臓も悪くなってるから，
もうこれ以上，薬も増やせないって言わ
れて…。これからもっと身体に水が溜
まってくるって言ってた。

患者の**Perception**が確認できたと
ころで，さらに深い話に進むための
Invitationをしています。

医師 なるほど，そうだったんですね。
わかりました。それでは，この先の話を

しましょう。

患者 ああ…苦しいから，早くして。

医師 かかりつけの先生がおっしゃって◀ーーー
いたように，肝臓も腎臓も，数値がかな
り悪くなっていて，肺にも，お腹にも水
がかなり溜まってきています。呼吸状態
もギリギリの状態です。

> 状況の変化を伝えるReframe。
> Knowledgeによって簡単な言葉で
> 説明しています。

これまでの経過を鑑みると，この先，た◀ーーー
とえ考えられるすべての治療をしたとし
ても，命を助けることができない可能性
があります。

> 率直な言葉で，headlineを伝えて
> います。

患者 （しばらく黙り込む）…そうか…。

医師 こんなこと言われて，つらいです◀ーーー
よね…。

患者 いつかこうなるって，先生に言わ
れてたからな…。

> さっきまでぶっきらぼうだった患者
> はheadlineが伝えられて，黙り込
> んでしまいました。これを感情の波
> にのみこまれているサインと捉え，
> **Naming**で対応しています。

医師 かかりつけの先生とは，こんなふ◀ーーー
うにものすごく具合が悪くなってしまっ
た時にどうしたいか，お話しされたこと
はありますか？

> 患者の感情の波が少し落ち着いたと
> ころで，治療方針決定のための会話
> （**REMAP**）に入っていきます。**Map**
> のはじめに，ACPをしたことがあ
> るかを確認しています。

患者 いや，まあ，先生は俺が酒やめな
いなら，いつ何があってもおかしくな
いって言ってたけどね…。酒が飲めねぇ
なら，生きててもしょうがないって，俺
は言ってたんだよ！

医師 私たちは，○○さんに良くなって◀ーーー
ほしいと思っています。

でも，今のうちに，○○さんが自分の力

> シビアな会話が始まり，患者の感情
> がまた荒くなってきました。**NURSE**
> のスキル，**Supporting**などで対応
> します。

で呼吸できないくらい悪くなってしまっ
た時に，○○さんがどうしてほしいの
か，また，これだけはしてほしくない，
ということがあるのか，確かめておきた
いのです。この話を続けてもいいです
か？

患者　とにかく，この間の入院の時みた
いなのは，もうやめてくれ。

医師　前回の入院の時のこと，聞かせて
いただいてよろしいですか？

患者　俺はこれまで，この病気でずっと
苦しんできたんだ。もう，苦しいのは嫌
だ。この間，血を吐いて，一度死にかけ
たんだ。お医者さんたちが，がんばって
助けてくれたんだろうけど，人工呼吸器
とか，点滴とか，いっぱいつながれて，
その後もなんとか退院したけど，ずっと
しんどいことばっかりだった。

ああいうのは，もういいよ。酒だってや
められない。先生はなんとか俺に酒やめ
させようとしてたけど，俺は酒飲めな
かったら，生きてたってしょうがねぇん
だよ。とにかく，苦しいんだ。なんとか
してくれよ。

> 患者の状態が急激に悪化している時
> だからこそ，患者の価値観を知るた
> めのMapをできるうちに行ってお
> きます。

> 患者が前回の入院のことを話し始
> めました。さらに掘り下げて聴く
> （Exploring）良い機会です。

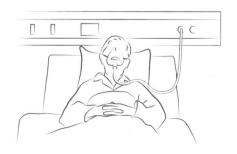

医師　とても大切なことを話してくだ
さって，ありがとうございます。

> つらい状況の中，心を開いて本心を
> 話してくれた患者に対して，敬意を
> 表します（**Respecting**）。

○○さんは，これ以上，苦しみたくない
と思っていらっしゃるんですね。人工呼
吸器などの治療はつらいので望まない，
ということですね。

> **Map**した患者の価値観を総括し，
> 治療の方向性を示しています
> （**Align**）。

患者　苦しいのはもう嫌なんだ…。

医師　わかりました。それでは，この
先，○○さんにとって一番良いと思われ
る方針について，お話しさせていただい
てよろしいですか？

患者　早く，頼むよ。

医師　私たちは，○○さんの状態が回復
するように治療を進めていきますが，痛
みを伴ったり，身体に負担がかかるよう
な治療は行いません。いよいよご自分の
力で呼吸できなくなった時は，人工呼吸
器は使わず，苦しい症状を緩和するため
の治療を行います。心肺停止した時の蘇
生処置も，お身体を傷つけてしまうの
で，控えさせていただきます。それでよ
ろしいですか？

> **Map**と**Align**を経て，患者の価値観
> に最も合っていると思われる**Plan**
> を提示します。

患者　それでいいよ。そうしてくれ。

医師　わかりました。○○さんのご希望
に沿って，治療を進めさせていただきま
す。ご希望が変わるようなことがあれ
ば，いつでも教えてください。

> 一度は納得しても，今後の状態の変
> 化により気持ちが変わることはあり
> ます。今回のやり取りですべてが決
> まるわけではないと伝えておくこと
> は，患者の安心感につながります。

Vital Talkを使った対応 ▶ ポイントを押さえておきましょう

Key phrase

もう少し，身体を起こしましょう。どうですか？

　救急の場面で患者が切迫している状況であっても，酸素投与や点滴開始後，少し落ち着いて話せるようになることもあります。通常の場合と同様に，プライバシーの確保や事前の情報収集などの準備をします。様々な症状が出ている患者ができるだけ会話に集中できるよう，患者の症状を取る治療・ケアをしながら，環境を整えて**Setup**を行います。

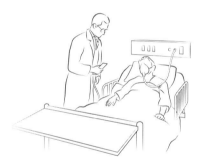

Key phrase

ご自分でお話ができなくなった時に，
○○さんの代わりに治療方針などについて決めていただけるような方は
いらっしゃいますか？

　身寄りがないという患者であっても，血縁者以外で患者が信頼できる人物がいる場合もあります。患者が話せないほど具合が悪くなってしまう前に，確認しておきます(**Setup**)。

（かかりつけの先生から）ご病気について，どのように聞いていましたか？

　急いでいる時であろうと，患者にどれくらい病識があるのかを知ることも大事です(**Perception**)。患者が自分の病気の深刻さを理解しているのであれば，その先スムーズに**Map**に進んでいけますが，理解していない場合は，相手の理解力に合わせて，headlineを出していくことになります。

こんなこと言われて，つらいですよね…。

　headlineを伝えた後の患者の反応を観察することはとても大切です。メッセージがきちんと届いていれば，なんらかの感情の反応が必ず起きてくるはずです。日本人は一般的に感情を表に出さないことが多いので，この患者のように，口数が少なくなったり，黙り込んでしまうこともあります。こんな時は，**NURSE**のスキルを使って共感を示し，患者の感情が落ち着き，冷静に話を聞ける状態になるのを待ちます。

○○さんがどうしてほしいのか，また，これだけはしてほしくない，
ということがあるのか，確かめておきたいのです。

　「ACP」と銘打たれていなかったとしても，自分の最期の迎え方について，きちんとした考えをもっている場合もあります。いつもより状態が悪化している時こそ，具合が悪くなった時のことを考えたことがあるかどうか，率直に尋ねてみます。「こうなるくらいなら死んだほうがましだということがありますか」「これがある限りは生きていたい，というようなことがありますか」など，ストレートに尋ねることで，患者の本質的な価値観を**Map**できることがあります。

前回の入院の時のこと，聞かせていただいてよろしいですか？

とても大切なことを話してくださって，ありがとうございます。

　患者の本心が垣間見えるようなキーワードが出たら，すかさず，Exploringし掘り下げて，患者の価値観をMapする手掛かりとします。患者が心を開いて本心を話してくれた時は，そのことに対して，Respectingを示すことで，信頼関係を強めることができるかもしれません。

これ以上，苦しみたくないと思っていらっしゃるんですね。
人工呼吸器などの治療はつらいので望まない，ということですね。

心肺停止した時の蘇生処置も，お身体を傷つけてしまうので，控えさせていただきます。それでよろしいですか？

　患者の価値観をMapできたら，価値観に沿った治療の方向性を示し(Align)，その方向性が正しいことを患者に確認し，いよいよ，Planを提示します。REMAPの項でも述べましたが，この時は，治療を「やりますか？ やりませんか？」と聞かずに，医師として最も患者の価値観に沿っていると思われる治療計画を提案します（➡p.54）。

多職種で進めるVital Talk

　救急外来で治療の方向性やゴールについて話し合う時は，医師だけでなく多職種によるアプローチが欠かせません。それぞれの職種がどのように具体的に関わっていくかを考えていきましょう。

◉―――看護師の関わり

　救急外来では，看護師は医師の出すオーダーに従って治療を遂行するために忙しくなりますが，患者に病状説明する際には同席し，医師の説明を患者と共に聞き，患者の理解度や受け止め方を確認します。医師が治療を急ぐあまり，会話への備え（**Setup**）や患者・家族の理解の把握（**Perception**）を十分にできないまま話を始めてしまうことがあるかもしれません。そんな状況でも，看護師が患者の症状に気を配り，たとえ患者が重症であっても，少しでも意思表示できるように，患者が楽な体勢をとるのを手伝うなど，**Setup**をすることができます。患者が感情の波にのまれている時は，**NURSE**のスキルを使って感情に対応したり，患者が理解できていない様子であれば，説明を補足するなどして，**Perception**を助けることができます。

　さらに，医師が患者や家族の感情に対応し切れず生存率や治療処置の詳しい説明に走ってしまう時に，ブレーキをかけるのも，看護師にこそできる役割です。

◉―――MSWの関わり

　患者の福祉担当者と連絡をとり，家族などの人間関係，保険など含めた経済的状況，生活環境などを把握し，診療チームと情報を共有することで，**Setup**の手助けをします。患者が話すことができないような状況の時でも，日頃から患者のことを知っている福祉担当者から，本人の性格や生活習慣，日頃の言動などを聞き出すことで，患者の価値観を推し量ることができ，治療の方向性を見出すための**Map**と**Align**に役立ちます。

　救急の現場では，医師や看護師は患者の治療そのものに追われ，自分たちで福祉担当者へ連絡を取る余裕がないことがあります。そんな時に，MSWの協力が絶大な助けとなります。

「挿管しない」という重大な決断を 救急医だけで行う必要はない

　Part 2で症例として挙げたのは，救急・集中治療領域に特殊な状況で，内科医や緩和ケア医が通常，遭遇しない場面です。救急医として強調したいのは，患者の急変で気管挿管をするか，しないかが命の分かれ目である状況の時，どんなにスキルが高い医師でも，「患者の意向に沿った治療」を確実に提供することは難しい場合が多くあるということです。

「根治的治療を行わない」と言い切れる人はとても少ない

　医師が挿管を含めた根治的治療を「行わない」と推奨するためには，医師に高い医療知識と経験があり，かつ患者の価値観が明確である必要があります。言うまでもありませんが，切迫した状況で挿管しなければ，そのまま死につながる可能性が高いからです。

　「管につながれたままの人生なら，死んだほうがましだ」と自信をもって言えない患者や，「いきなりそんなこと聞かれても，考えたこともないからわかりません」という患者や家族に，迅速な判断を要求することはできません。

　医師が根治的治療を行わないとその場で判断できるのは，たとえその治療が確実に命を救うものだとしても，その治療を受けるくらいなら「死んだほうがましだ」とまったく揺らがずに言い切れる患者だけなのです。そのような患者は，救急の現場ではいたとしてもかなりの少数派なのではないでしょうか。

挿管をするか，しないか

　救急現場で挿管を勧めるかどうかに関して，参考になる図を示します（**図**）[1]。挿管し，疾患治療後の身体機能が，患者の考える最低限のQOLよりも高く保たれるのであれば，挿管を勧めます（シナリオ1）。患者の臨床的状態と急変前のQOLを考慮した上で治療をすれば患者の望んでいるQOLで余命を望める可能性が十分にあるにもかかわらず，「挿管をしない」という

選択を本人や家族が望んだ場合は，状況を深く理解していない可能性が高いので勧められません。

　しかしながら，挿管しても疾患治療後に十分なQOLが保てない場合は，挿管して根治的な治療を行うことは勧められません（シナリオ2）。例えば「寝たきりになるような人生なら死んだほうがましだ」と普段からおっしゃっていた患者さんが急変以前にすでにほとんどの時間をベッドで過ごされていた場合や，どんなに挿管と集中治療室での治療がうまくいっても治療後に患者が満足できるQOLを保てない，といった場合です。

図│患者のQOLをもとにした挿管適応

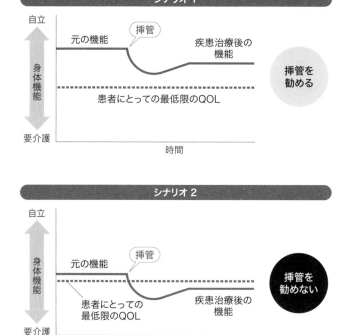

〔Ouchi K, Lawton AJ, Bowman J, et al.: Managing code status conversations for seriously ill older adults in respiratory failure. Ann Emerg Med, 76(6):755, 2020より改変〕

　もし救急医の頭の中に「どちらか判断がつかない…」という迷いがあれば，とりあえず挿管し，考えるための時間を家族にも与える必要があります。日本では，現在でも抜管のハードルが高く，多くの医療者が「一度挿管してしまったら抜管するのは難しい」と考えています。そのため，救急医が初療の場面で，"all or nothing" の選択を迫られ，「一度挿管してしまったら，抜管できなくなる」と，葛藤しているのをしばしば目にすることがあります。また，そういった状況を見て，「救える命を救っていない」と指摘する声も聞こえてきます。

治療の差し控え・中止も含めた決断はチームで考える

　情報が不足し，条件が揃っていない中で，「挿管しない」という重大な決断を救急医だけで行う必要はまったくないと考えます。疑念や迷いがある時には根治的治療を続行し，その後，患者の価値観に関する情報などが集まってきてから，患者の治療に対する反応を評価した上で，どんな治療をどこまで行うか，救急医1人だけでなく，診療チーム全体で考えていけば良いのです。

　最終的な治療方針には，治療差し控え(withhold)と抜管も含めた治療中止(withdraw)も選択肢に含まれるべきです。そうでなければ，前述したように，救急医が初療の場面で "all or nothing" の選択に迫られて葛藤し続けることになってしまいます。

文献

1) Ouchi K, Lawton AJ, Bowman J, et al.: Managing code status conversations for seriously ill older adults in respiratory failure. Ann Emerg Med, 76(6):755, 2020.

（大内 啓）

「救急外来に来る患者には，
意思決定能力がある」前提で対応する

「救急外来に来る患者には，意思決定能力がない」「認知症と診断された人には，意思決定能力がない」と考えている方も多いでしょう。しかし，実際はそうではありません。

日本弁護士連合会によると，意思決定能力に関する基本原則は以下の通りとされています[1]。

第1　全ての人は意思決定能力があることが推定される。

第2　本人が自ら意思決定できるよう，実行可能なあらゆる支援を尽くさなければ，代行決定に移ってはならない。

第3　一見すると不合理にみえる意思決定でも，それだけで本人に意思決定能力がないと判断してはならない。

これらの原則に従い，「救急外来に来るすべての患者には，意思決定能力がある」という前提で患者や家族に接することが必要です。ここでは，意思決定能力の評価と，意思決定能力を高める（empowerment）ための工夫について概説します。

意思決定能力とは何か

医療における意思決定能力（decisional capacity）とは，病気に関する情報や提案されている治療の選択肢を利用し，自分の価値観や意向に合った治療を選択できる能力のことです。

患者に意思決定能力がある場合，「患者本人の意思（自律性；autonomy）を尊重すること」が重要となります。しかし，もし患者に十分な意思決定能力がなければ，患者の意思に従うことで患者に危害がもたらされる場合もあります。意思決定能力を評価することは，「不適切な意思決定による患者への有害事象を防ぐ」ためにも重要になります。

意思決定能力に影響を受けやすい状態の人としては，主に下記が挙げられます。

- 高齢者
- 認知機能障害のある人
- 精神疾患のある人
- 頭部外傷のある人
- 入院中の患者
- 終末期の患者
- 言語の障壁がある人（聴覚・視覚障害がある，外国人など）
- 教育歴が低い

　救急外来では，特に以下の2つの場合に意思決定能力の評価が欠かせないものとなります[2]。

❶ 生命予後に著しい影響を与える手術など高いリスクを伴う治療が必要で，本人が十分にその内容やリスクを理解しているかが不明瞭な場合

❷ 医療的にはリスクが少なく，本人にとっても十分なメリットが期待できる治療であるにも関わらず，本人が拒否する場合（採血や抗菌薬の投与など）

意思決定能力を評価する前に

　意思決定が難しいと思われる患者でも，意思決定能力の評価をする前に，意思決定能力を高める工夫を行い，自らの意思を表出できるよう導くことが必要です。

- 補聴器を持っている人には装着してもらう。
- 相手が安心し，話に集中できる環境を整える（家族の同席や，静かな場所の提供など）。
- 相手のレベルに合わせた平易な説明をする（1文を短くする，キーワードは1分に1〜2個程度）。
- 話すだけでなく，文章や図を用いて説明する。
- 非言語的コミュニケーション（身振りや表情，相づち）も利用する。
- 1度だけでなく，複数回尋ねる（毎回，選択が変わる場合は意思決定能力に欠ける可能性がある）。

　また，意思決定能力は決断する内容にも左右されることに留意します。

例えば，認知症高齢者の意思決定能力の程度は様々です。軽度の認知機能障害がある人は，透析をすることに関する利点や負担を詳しく理解することはできないかもしれませんが，血液検査を受けるかどうかは決断できる可能性があります。

さらに，意思決定能力は常に一定とは限らず，時間や状況，環境にも左右されやすいものです。せん妄や薬の副作用で認知機能が低下している可能性もあります。特に入院中の患者は，意思決定能力の改善が見込まれる病状があるなら，意思決定能力の判定前にまず，その病状に対する治療を行います。

意思決定能力を評価する4つの能力モデル

医学的立場から見た意思決定能力の判定の指標としては，AppelbaumとGrissoによって提唱された意思決定能力を評価するための4つの能力モデルがよく知られています[3,4]。

❶ 理解；understanding

4つの中で全般的な意思決定能力を最も高く予測するもの。

評価のポイント：医師から説明された医学的状態と治療，治療に伴う利益（benefit）と負担（risk）について理解しているかどうかを確認するため，本人の言葉で説明するよう促す。

質問例：「私が話した○○（話のトピック）に関して，ご自身の言葉で私に説明してみていただけますか？」

❷ 認識；appreciation

評価のポイント：説明を受けた病状や医療行為を自分自身の問題として捉えているかどうかを確認するため，提案された治療を受けると，あるいは受けないとどうなるか意見を述べてもらう。

質問例：「あなたの健康状態に関して，何が問題だと思われますか？」
　　　　「治療を受けたほうがいいと思われるのはなぜですか？」
　　　　「治療を受けないほうがいいと思われるのはなぜですか？」
　　　　「この治療の目的について，あなたは主治医からどのように説明されていますか？」

❸ 論理的思考；reason about treatment options

評価のポイント：治療の選択肢と結果を比較し，その選択肢を選んだ理由

を述べてもらう（選択内容よりもそのプロセスに焦点を当てることが重要。患者の意向や価値観の把握につながる）。

　　質問例：「Aを選ばれた理由を教えていただけますか？」

　　　　　　「なぜ，BよりもAが良いと思われたのでしょうか？」

❹ 選択の表明；expressing a choice

　　評価のポイント：治療の選択を示すように求める。

　　質問例：「今回お話しした中で，どの治療を受けたいと思われましたか？」

　　　　　　（もし決められなかったら）「どういうことで迷っておられるのか，教えていただけますか？」

　これらの評価の結果，意思決定能力が著しく欠如している場合や，患者の論理的思考が欠けており，患者にとって不利益がもたらされると考えられる場合は，意思決定代理人と共に患者にとって最善の治療について話し合う必要があります。判定が困難な場合は，精神科医などの専門医に相談することも必要です[5]。

　なお，意思決定能力の有無を判定する場合には，4つの能力すべてが保たれている必要はありません。日本弁護士連合会の「医療同意能力がない者の医療同意代行に関する法律大綱」では，「同意能力の内容や程度については未だ明確な基準があるわけではなく，一般的には，その医療行為の侵襲の意味が理解でき，侵襲によってどのような結果が生ずるかを判断する能力があれば良い」[6]とされています。よって，万一裁判で患者の法的な医療同意能力を判定する場合は，この4つの能力モデルが参考にすべき重要な指標の1つとして扱われるものの，4つの能力のすべてが求められているわけではないことに留意しましょう[7]。

文献

1) 日本弁護士連合会意思決定支援ワーキング・グループ：意思決定支援を踏まえた後見事務のガイドライン. p.3, 2020. https://www.nichibenren.or.jp/library/pdf/activity/human/aged_shien/ishiketteishien_210309.pdf（2022年9月28日アクセス）
2) 成本 迅，「認知症高齢者の医療選択をサポートするシステムの開発」プロジェクト 編著：認知症の人の医療選択と意思決定支援—本人の希望をかなえる「医療同意」を考える. p.148, クリエイツかもがわ，2016.
3) Appelbaum PS: Clinical practice. Assessment of patients' competence to consent to treatment. N Engl J Med, 357(18):1834-40, 2007.
4) Appelbaum PS, Grisso T: The MacArthur Treatment Competence Study.I:

mental illness and competence to consent to treatment. Law Hum Behav, 19(2):105-26, 1995.
5）神戸大学：厚生省労働委託事業「人生の最終段階における医療体制整備事業」患者の意向を尊重した意思決定のための相談員研修会資料（E-Field資料）
https://www.med.kobe-u.ac.jp/jinsei/acp_kobe-u/acp_kobe-u/acp02/medical-staff.html（2022年9月28日アクセス）
6）日本弁護士連合会：医療同意能力がない者の医療同意代行に関する法律大綱. p.2, 2011.
https://www.nichibenren.or.jp/library/ja/opinion/report/data/111215_6.pdf（2022年9月28日アクセス）
7）前掲書2), pp.133-4.

（湯浅美鈴）

Tips!

質問にシンプルに答える

　病状が良くないことを詳しく説明した後に，患者側からいろいろな質問がきます。「どうして腎臓が悪くなっているんですか？」，この質問への対応で，よくある間違いは2通りあります。

　1つは細か過ぎる説明。医師は鑑別診断を考える訓練を受けていること，とにかく正確な情報を伝達しなくはいけない（間違ってはいけない）という思いなどから，病態生理やその診断に至る過程を含めてこと細かに説明しようとしがちです。しかし，このような重い話をしている時は相手も完全に冷静ではなく，情報処理能力も低下しています。まずはできるだけシンプルに一言，もしくは1文で答えるのがコツです（「がんが進行しているためです」「正確にはわかりません」など）。

　その上で「どうして？」という反応がきたら，それに応じ情報を出していく。この順番を逆にすると伝えたいメッセージが伝わりません。

　もう1つは，ここでNURSEなどのスキルを使って対応すること。これは本などで勉強して，そのスキルを覚えたての医師によく見られます。確かに相手が同じ質問を何度も繰り返すのは，情報が処理できていない（＝感情的になっている）サインなので，感情に対応するのは間違ってはいません。しかし，コミュニケーションの基本はあくまで情報のやり取りであって，NURSEはそれを助ける手段に過ぎないことを忘れてはいけません。こちらの説明がわかりづらくてイライラしている相手にNURSEのスキルを使ってもだめです。まずは，できるだけ質問にシンプルに答えることを心がけましょう。

（中川俊一）

相手の名前を呼びかける

　救急の場で重症患者の治療にあたる場合は，生命に関わる重大な医療情報を提供し，患者・家族が望む治療のゴールがかなえられるよう医療チームが最善を尽くしていること，心から患者のことを思い，今後の治療方針を決定していきたいと考えていることを短時間の会話の中で伝えなくてはなりません。

　そのために最も簡単にできる方法の1つは，相手の名前を確認し，話し合いの中で適度に名前を呼びかけることです。特に，感情が高ぶっている場面でNURSEのスキルを使う時，相手の名前を呼びかけてから共感を示してみてください。例えば，「〇〇さん，つらい治療をがんばって続けてこられたのですね」などと声をかけることで，共感の意味が深まるとともに，その言葉が患者自身に向けられていることが強調されます。

　また，大切なこと，厳しいことを話す前にも相手の名前を呼びかけることで，相手の注目を引き，その後に続く言葉が強調されます。headlineの意味をしっかり伝える時にも効果的です。もちろん，非言語的な，目，顔，身体（しぐさ）の表現，声のトーンは，言葉以上に大切なことは忘れないでください。

　"A person's name is to him or her the sweetest and most important sound in any language." ——Dale Carnegie

個人の名前は，どの言語でもその人にとって最も甘美で，非常に大切な響きをもっています。
　——デール・カーネギー（1888-1955　米国の作家，教師であり，自己啓発，企業研修，対人関係のスキルについてのトレーニングプログラムを数多く開発した）

　"I've learned that people will forget what you said, people will forget what you did, but people will never forget how you made them feel." ——Maya Angelo

人は，言われたことやしてくれたことは忘れがちですが，どう感じさせられたかは決して忘れません。
　——マヤ・アンジェロウ（1928-2014　米国の詩人，歌手，女優，また政治的・社会的活動家としても活躍した）

（大西恵理子）

2 急性期病棟
重篤な状況を伝え，残された時間の過ごし方を話し合う

「とにかく，母には，
痛い思いや苦しい思いだけはさせたくありません」
「私は，大丈夫です。
でも，娘に苦しんでいる姿を見せて，
悲しませるようなことはしたくありません」

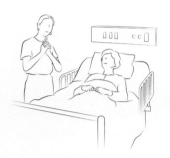

　子宮体がん末期で入院中の患者が消化管穿孔を起こした事例から，急性期病棟での対話の進め方を考えてみます。

　末期がんで，病状の進行を遅らせ，つらい症状を緩和する目的での抗がん剤治療をこれから開始しようという矢先に，予想外の致命的な合併症が起きてしまいました。まさに急転直下の状況です。患者は腹膜炎で重篤な状況ではありますが，症状を緩和することで会話するのに十分な意識が保たれています。

　この機会を逃さずに患者本人の価値観を引き出し，その選好を尊重することで，絶望的な状況の中でも，患者と家族が残された時間を少しでも悔いのないように過ごせるようにしていく——Vital Talkのスキルが大いに役に立つ場面です。

症例

　60歳代女性。元来健康だったが，数か月前からの体重減少，食思不振，腹部膨満を主訴に近所のクリニックを受診。腹部造影CTにて骨盤内に巨大な腫瘤性病変が見つかり，中等量の腹水貯留，大動脈周囲リンパ節腫脹，3〜5cm大の腫瘤性病変を腸間膜や腹壁に複数認めた。大学病院の婦人科を紹介受診し，腹膜播種を伴う進行性子宮体がんと診断された。主治医は患者に進行がんであることを伝え，現状では根治治療は難しく，入院して症状緩和のための抗がん剤治療を検討することなどが話し合われた。

　患者は夫とは死別しており，ひとり暮らし。20歳代後半のひとり娘がキーパーソンとなっている。

　入院当日の夜間，38℃台の発熱と下腹部痛が出現。腹痛で苦悶しているが，意識は清明。収縮期血圧80mmHg台，脈拍120回/分台で呼吸は促迫していた。腹部は著明に膨満し，全体に筋性防御を伴う圧痛と反跳痛がみられた。白血球値，CRP値，乳酸値の上昇がみられ，代謝性アシドーシスを呼吸性に代償していた。腎機能も悪化していた。

　腹部造影CTでは入院前のCTでは見られなかった腹腔内遊離ガスが見られ，腹水も腹腔内と骨盤腔内に見られた。骨盤内腫瘍に接するS状結腸の腸管壁が一部不鮮明で，腫瘍の直接浸潤によるS状結腸の穿孔が疑われた。担当医は血液培養採取後，広域抗菌薬投与を開始，鎮痛剤も投与。外科コンサルトを要請した。外科医は診察後，「消化管穿孔により汎発性腹膜炎となっているが，すでにがん性腹膜炎の状況であり，根治的な手術はできない。汚染された腹水が広がっており，経皮的ドレナージもできない。すでに敗血症性ショックとなっており，救命は難しい」と担当医に伝えた。

症例のポイント

　症状緩和のための抗がん剤治療目的で入院していた患者が，下部消化管穿孔を合併し，急激に状態が悪化した。このまま急速に敗血症性ショックへと進行し，死に至る可能性が高い。担当医は，診断に関して患者に説明し，治療方針に関して話し合わなくてはならない。

スキルの使い方を見ていきましょう

（患者は個室のベッドに横たわっている。キーパーソンである娘が横に座っている。
担当医，外科医，看護師が訪室）

担当医　○○さん，今，お痛みはどうで　◀────　患者が会話できるように，症状緩和
すか？ されていることを確認するSetup。

患者　お薬いただいて，少しだけ楽にな
りました…。

担当医　先ほどの検査や外科の△△先生　◀────　warning shotを出しています。
の診察の結果を踏まえて，今の状態やこ
れからの治療に関してお話しさせていた
だきたいのですが，とても大事な話にな
ります。

長女のユウコさんもご一緒に聞いていた　◀────　**Invitation**を出しています。
だいてよろしいでしょうか？

娘　はい，お願いします。

患者　…いったい，何が起きてるんです
か？ これもがんのせいなんですか？

担当医　がんにも関連していますが，さ　◀────　状況が変わったことを伝えるために，
らに別のことが起きています。今日午前 **Reframe**します。
中，入院された際にご説明した時とは，
状況が変わってしまいました。

先ほど撮ったCTで，腸に穴が開いて，　◀────　ごまかすことなく，率直な言葉で
腹膜炎を起こしていることがわかりまし headlineを伝えています。
た。どうやら子宮のがんが隣に接してい
た腸の壁を破ってしまったようです。便
汁がお腹の中に漏れたために，腹部全体
に感染が広がっている状況です。すでに
細菌が血中に入り，全身に広がっている
可能性もあり，非常に危険な状況です。

患者 ええっ…？それって，がんが進ん
だってことなんですか？

娘 そんな大変なことになってるんです
か!?

担当医 急にこんなことを聞かされて，
ショックですよね…。

headline後に感情の波がくるのは
想定内です（**Expect emotion**）。こ
こでは，感情を言葉で示す**Naming**
で対応します。

患者 これからがんの治療をするために
入院したのに…。かなり進んでいるがん
だけど，抗がん剤を使って少しでも症状
が進むのを抑えて，できるだけ長生きで
きるようにって，おっしゃっていたじゃ
ないですか。抗がん剤の治療はできるん
ですか？

担当医 とても残念なのですが，抗がん
剤を使える状況ではなくなってしまいま
した。今は，腸が破れて腹膜炎という感
染が起きているので，抗がん剤を使うこ
とができません。がんの治療以前に，感
染症のために命の危険がある状況なので
す。

医学的な情報（**Knowledge**）を平易
な言葉で説明します。

娘 なんとかならないんですか!?

外科医 通常であれば，お腹を開ける手
術をして中をきれいに洗浄し，破れた腸
を切除して人工肛門を造り，便がお腹の
中に漏れないようにして，腹膜炎の治療
をすることができるのですが…。○○さ
んのCT画像を拝見したところ，がんが
すでに腹部全体に広がっていて，破れた
部分以外の腸や腹壁にもあちこちに広
がっているようです。このような状況で
は，たとえお腹を開けてみたとしても，
そこら中にがんがあって，何も手を付け

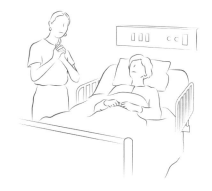

ることができずに，そのままお腹を閉じることになるでしょう。

娘 でも，腹膜炎が治らなきゃ，がんの治療もできないんですよね!? 一か八かでもいいから，手術をしてもらうことってできないんですか？

外科医 現状では，手術のために全身麻酔をかけることだけでも合併症が起きるリスクが高いです。手術をすれば，むしろ死期を早めるだけになりかねません。

> 外科医からも医学的な情報をわかりやすく伝え（**Knowledge**），厳しい状況を理解してもらえるよう努めています。

娘 なんでそう言い切れるんですか!? そもそも今回入院したのだって，抗がん剤治療をやれば，少しでもがんの進行を抑えることができるって言ってたからじゃないですか！ 何もしないで諦めろって言うんですか？

> 患者以上に家族が感情の高まりを表しています。現在の状況を受け入れてもらうために必要なのは，医学的な情報をさらに重ねて伝えることではありません。

患者 私は，今回の入院前に，どんなにつらくても，がんと闘う覚悟を決めてきたんです。少しでも可能性があるのなら，どんな治療でも，受けるつもりです。

娘 先生，お願いします！ 諦めないでください！

> 外科医から次々に悪い知らせを聞かされ，感情が激しく高まってきました。ここは，**NURSE**や "I wish" statements（➡p.45）などでしっかりと感情に対応しましょう。

担当医 …こんなことになるなんて，思ってもいなかったですよね…。お気持ち，お察しします。私も，何か手立てがあれば，どんなに良いかと思っています。

> 患者の波にのみこまれている家族に，**Understanding，Supporting**と，**NURSE**スキルを重ねて対応しています。

看護師 ……。（深くうなずく）

患者 …なんとかならないんでしょうか？

担当医 そうですよね，何かできる治療がないのか？ と思われますよね。実際にがんが治せなくても，他にも〇〇さんを補助できる治療はあります。どの治療が一番〇〇さんのためになるかを一緒に考えるために，もう少し〇〇さんのことを聞かせてください。……〇〇さん，今，何を一番心配されていますか？

感情の波が落ち着いてきたところで，**Map**を始めます。

患者 …この子のこと，娘のことが，心配です。父親を早くに亡くして，女手ひとつで育ててきましたから…。まだ独身で…。私がいなくなったら，この子はひとりになってしまう…。だから，がんばらないと…。

看護師 娘さんのことを，心配されているのですね…。とてもおやさしいんですね…。

患者が心の内を話してくれたことに対して，**Respecting**で呼応します。

娘 お母さん！ 私は大丈夫だから！ 自分の身体のことだけ考えて！

担当医 ユウコさんは，何を一番心配されていますか？

患者にとって大切な家族の価値観も**Map**します。

娘 母が，かわいそうで…。今までずっと，いろんなことを犠牲にして，私のために，なんでもしてきてくれたんです。こんなことになってしまって，せめて，母のために，できることはしてあげたいんです。

担当医 〇〇さん，ユウコさん，お互いをとても大事に思っていらっしゃるんですね…。家族で支え合えるのは，本当に素晴らしいことだと思います。いきなりこんなことになって，すぐに受け入れら

ここでも，**Respecting**と**Understanding**で，悲嘆に暮れている患者と家族の感情に対応します。

れるものではありませんよね…。

ただ，○○さんには，あまり時間が残さ
れていないのです。残された時間で何が
できるのか，一緒に考えさせていただい
てもよろしいですか？

Mapの会話をもとに，AlignとPlan
に話を進めていくために，再度
Invitationを出し，仕切り直します。

患者・娘　はい。お願いします。

担当医　ここまで説明させていただいた
通り，今，腸が破れて腹膜炎を起こして
いますが，お腹の中にはすでにがんが広
がっているため，手術で治したり，溜
まった水を排出させることもできない状
況です。先ほど抗菌薬を開始しました
が，腸に穴が開いていて腹腔内に便汁が
漏れ続けている限り，感染を抑えること
はできません。このままいくと，遅かれ
早かれ感染が全身に広がって，"敗血症
性ショック"という状態になり，そこま
でいってしまうと，救命することはでき
ません。

娘　遅かれ早かれっていうのは…。母
は，あと，どれくらい生きられるんです
か？

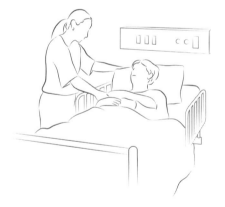

担当医　感染の広がる速さや，ご本人の
体力にもよりますが，1日1日の単位で
考えていかなくてはならない状況です。

娘　そんな…。

患者　ユウコ，ごめんね…。

担当医　こんな厳しいお話を聞いて，つ
らいですよね…。

感情の波が少し収まったことで，話
し始めた頃よりも認知データが入る
ようになり，改めて現実に打ちひし
がれている様子です。適宜NURSE
のスキルを活用して対応しています。

娘 何か，何かできることはないんです
か？ こんなんじゃ，母がかわいそう過
ぎて…。

担当医 ユウコさんがお母さんをとても ◀
大切に思っていらっしゃる気持ちがよく
伝わってきました。そのお気持ちこそ
が，今のお母さんには大きな力になって
いると思います。○○さんは，こんなに
娘さんに大切に思われているなんて，幸
せなことですね。

> Understanding，Respecting，
> NURSEのスキルを重ねています。

娘 とにかく，母には，痛い思いや苦し
い思いだけはさせたくありません。

患者 私は，大丈夫です。でも，娘に苦
しんでいる姿を見せて，悲しませるよう
なことはしたくありません。

担当医 わかりました。○○さんは，娘 ◀
さんを心配させたくない，ユウコさんは
お母さんに苦しんでほしくないと思って
いらっしゃるんですね…。

> Mapしてきた会話から引き出され
> る治療の大まかな方向性を確認しま
> す（**Align**）。

ここまでお話をさせていただいて，私が ◀
考えるお二人にとってベストと思われる
治療について，提案させていただいてよ
ろしいですか？

> いよいよ具体的な**Plan**に入るため
> の**Invitation**を出します。

患者・娘 はい。

担当医 この先，痛みや苦しい症状が出
たら，薬剤を使い症状を取る治療を継続
していきます。喉や口が乾いたら，少し
であれば水や氷を口にしていただいても
大丈夫です。病状の進行に伴って，次第
に意識も保てなくなり，お話もだんだん
できなくなってしまうでしょう。もし，

娘さんの他に、会っておきたい方などがいたら、早めに呼んでいただいたほうが良いでしょう。(少しの間，沈黙)

看護師（患者・家族の表情を見ながら）このまま，お話を続けてもよろしいですか？

患者・娘 …はい。

担当医 ご家族にお話ししておきたいことがあったら，今のうちに伝えておいたほうがよいと思います。ユウコさんがなるべくそばにいられるように，私たち病院スタッフのほうでも配慮させていただきます。これからは，症状を取るための治療は行いますが，お身体に苦痛を与えるような治療は，差し控えさせていただきます。

娘 母が，苦しまないようにしてください。

担当医 わかりました。私たちも，○○さんが苦しまないように，しっかりと治療やケアを続けさせていただきます。ユウコさんも，なるべくそばにいてあげてください。お母さんにとって，それが一番安心できることだと思います。

> Planを提案する時には，できることを先に話し，できないことは後で話すと受け入れられやすいといわれています。本人と家族にとって大変重い内容となるため，反応を見つつ話を進めていきます。
> また，患者や家族が高まる感情の波を抑えることで精いっぱいになり，話を消化し切れてないこともあります。少し間をおいたり，感情に配慮する言葉をかけるなどしながら話を進めます。

> 過酷な状況を受け入れた患者と家族を，最後まで一緒に支えていくことを伝えます（**Supporting**）。

Vital Talkを使った対応 ▶ ポイントを押さえておきましょう

Key phrase

手術をすれば，むしろ死期を早めるだけになりかねません。

「根治的な治療というオプションはなく，死が迫っている」という，最大級の悪い知らせを伝えるのは，とても気が重いものです。他の診療科（今回の場合は外科医や，施設により腫瘍内科医）の医師に同席してもらい，専門家からの意見を言ってもらうのはとても説得力があり，患者側に事の重大さを理解してもらうための助けになります。

Key phrase

お気持ち，お察しします。
私も，何か手立てがあれば，どんなに良いかと思っています。

いきなりこんなことになって，
すぐに受け入れられるものではありませんよね…。

SPIKES，NURSE，REMAPのスキルをフルに使って，この困難な会話を進めていきます。心の準備ができていないところに，このような絶望的な現実を突きつけられて，冷静でいられるはずはありません。たくさんの感情の波が引き起こされることを予想して臨みましょう（**Expect emotion**）。

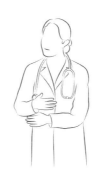

Key phrase

もう少し○○さんのことを聞かせてください。

今，何を一番心配されていますか？

　患者に残された時間が短い時こそ，その事実を伝えた上で，患者が一番大切にしていることを失わないように，最期までの時間を患者が患者らしく過ごせるようにするために，患者の価値観をMapすることがとても重要になってきます。

Key phrase

ユウコさんがなるべくそばにいられるように，
私たち病院スタッフのほうでも配慮させていただきます。

症状を取るための治療は行いますが，
お身体に苦痛を与えるような治療は，差し控えさせていただきます。

　この症例の患者は，最初は命を延ばすことに執着しているように見えましたが，Mapすると，それは娘を思ってのことだとわかってきました。娘も母親のことを大切に思っています。そこから方針を導き(Align)，単なる延命治療ではなく，最期までの時間が短くても，患者と家族が絆を感じられる，価値のある時間を過ごせるようなPlanに行きつきました。このように，根治的治療が不可能な状況でも，緩和ケア的な治療を行うことで，最期までサポートする姿勢を示すことがとても大切です。

多職種で進めるVital Talk

今回の症例では，急変によって患者も家族も現在の状況がのみこめておらず，予定していた治療の継続を希望していました。このような場合，今後の治療方針を決める前に，現在の厳しい状況を理解してもらう必要があります。看護師やMSWがその過程にどう関わっていくかを考えていきましょう。

⊙──────看護師の関わり

重篤な全身状態で，悪い知らせを聞かされる患者と家族の心情に寄り添えるよう，病状説明の場に同席し，患者と家族の受け入れ具合や感情の表出を確認します。話し合いに先立ち，患者が少しでも会話に集中できるように，症状を緩和したり，体位を変えたり，**Setup**の手助けをします。

特に医師が悪いニュースを伝える時や，例えば，**NURSE**のスキルで「つらいですよね…」というように**Naming**をしている時に，同席している看護師が隣で「そうですよね…」とうなずいていると，メッセージが医師個人の見解ではなく，医療チーム全体のメッセージである，ということが伝わります。

緩和ケア的な治療のみ行う方針となった場合は特に，常に患者の症状に気を配り対応することが大切になります。家族が付き添いやすいように，できれば個室へ移し，椅子や簡易ベッドなどを用意することも役に立つでしょう。

また，医師が退室した後に看護師がその場に残り，患者や家族に「気がかりなことや，わからないことはありませんでしたか？」と尋ねることで，実は理解し切れていないことがあったり，医師の前では言えなかったことがわかることもあります（➡p.49）。

⊙──────MSWの関わり

この患者が緩和ケア的な治療を選択した後，しばらく病状が安定するようであれば，療養型病院への転院や，在宅ホスピスへの移行などがオプションに挙がってくるかもしれません。患者の選択した**Plan**に合わせた行き先の設定は，MSWの専門的知識とネットワークが助けになります。治療方針が決まった後は，MSWにスムーズに情報が伝わるようにしておくことで，方針に沿った治療を実現することができるでしょう。

悩ましい質問「余命はあとどれくらいですか?」 にどう応えるか

　もうこれ以上抗がん剤治療ができなくなった，移植の適応から外れた，集中治療室で多臓器不全になって人工呼吸器や昇圧剤から離脱できないなど，様々な場面で患者から「余命はあとどれくらいですか?」と尋ねられます。

正確な予測ではなく，「大体のところ」を患者と共有する

　この質問に，「正確なところはわかりません」とはっきり答えない医師をよく見かけます。難しい現実を突きつけると希望を奪ってしまう，医師と患者間の関係が損なわれる，という心配があるのかもしれません。しかし，余命をはっきりと伝えることで，患者はより正確に現状を把握することができ，必ずしも患者を落胆させることはなかった，ということが研究で示されています[1,2]。

　また，確かに余命は「正確には」誰にもわかりません。よくドラマや映画で「余命は6か月です」などというシーンを目にするため，余命を伝える時には正確な数字を伝えなくてはならない，という心配があり，それが余命を伝えるハードルを高くしているということもあるでしょう。ただ，実際の臨床現場では，具体的な数字はあまり有用ではなく，むしろ逆効果になることもある，という印象を筆者はもっています。「転移性膵臓がんの平均余命は〇か月」という統計があったとしても，目の前の患者には当てはまるとは限らないからです。余命の告知は，正確であろうとすればするほどより不正確になってしまう，というジレンマを内包しているのです。

　しかし，「正確には」わからなくても，「大体のところは」わかっているはずです。そして，しばしば患者や家族は医師が予測する余命よりも長い時間を念頭においていることが多いため，その「大体のところ」をシェアするだけでも非常に大きな意味をもちます。

幅をもたせて伝える，質問の意図を尋ねる

　この場合，時間の単位を使って幅をもたせるのが1つの方法です（数分〜

数時間，数時間〜数日，数日〜数週，数週〜数か月，数か月〜数年）。例えば，大体3か月かな？　と思ったら「3か月」ではなくて「数週〜数か月」と伝えます。ただ，それでも「この患者は数週〜数か月で亡くなるのか？」と自分自身に問いかけてみると，「イエス」と答えるのは非常に難しくなります。これは質問が間違っていて，むしろ「この患者が数週〜数か月で亡くなったら驚くだろうか？」というサプライズクエスチョン[3]を使い，もし医療者側が誰も驚かないのであれば，それを余命の情報として伝えていいでしょう。

　「どうしてその質問をするのですか？」という対応もあります。これは最初の反応としてはいいと思います。患者が余命の質問をしてくるのは，その背後に何か不安や心配に感じているものが隠れていることが少なくありません。その場合はNURSE（➡p.26）を使って感情に対応する必要があるでしょうし，痛みや息切れなどの身体的症状の増悪が理由の場合は，それを治療するだけでいいこともあります。なんの脈絡もなく，いきなり余命の質問を受けたら，このように質問の理由を尋ねるのがいいでしょう。しかし，その上で患者側が明確に余命の情報を希望している場合，それに直接答えないのは誠実とはいえないと思います。

「あとどれくらいですか？」と尋ねられたら

　余命告知のスタイルは人それぞれで，予想されるベストケースとワーストケースを話す，あるいは生存期間の中央値を話して「半分の人は〇〇で亡くなる」という伝え方もあるでしょう[4]。各医師が自分の最もやりやすいスタイルを確立する必要があります。ここでは，「余命はあとどれくらいですか？」と尋ねられた時の筆者の対応方法をご紹介します。あくまで1例として，参考にしてください。

　❶「お伝えしてもよろしいですか？」

　まず，相手がそれを本当に聞きたいのかを確認します（Invitation➡p.5）。前述したように，何か違う理由から尋ねているのかもしれません。また，家族など複数の人が同席している場合，中には聞きたくない人がいるかもしれません。

　❷「正確には，我々医師にもわかりません。ただ，大体の目安をお伝えす

ることはできます」

わからないことはわからないとはっきり伝えて，その上で，そもそも余命の予測というのは不確実であることを強調します。

❸「私がこの質問に答える時は，数時間～数日，数日～数週，数週～数か月，数か月～数年，といった感じでお伝えします」

自分がどのように答えるかをあらかじめ伝えることによって，その情報ができるだけソフトに受け止められるように意図しています。

❹「あなたの場合は，おそらく…（ひと呼吸）数日～数週間でしょう…（沈黙）」

ここが一番大事なところです。話すスピードを意図的に落とします。こちらもこれを言う時は緊張します。「数日～数週間」を言う前にはひと呼吸，そして言った後は，相手がその情報を処理する時間を与えるために，「沈黙」を使います。実際は数えていませんが，少なくとも5～10秒は黙っています。「数日～数週間」と言った時に「確かなんですか？」と詰め寄られることもありますが，その時は，「今の病状から考えると，数日～数週間で状態が急変しても，我々は驚きません」と根拠を説明します。

❺「これを聞いて驚かれましたか？」

感情の波がくることに備えます。筆者は「沈黙」を使った後に，驚いたかどうかを必ず聞くようにしています。これには2つ意味があり，1つはNaming（➡p.28）として感情に留意する効果があります。もう1つはこれに対する相手側の反応で会話の方向性を知ることができます。よくあるのは，「驚きました…」「ショックです…」というような余命がそれほど短いとは思っていなかった反応で，この場合は感情が高ぶっているので，NURSEや「沈黙」を使ってそれに対応する必要があります。しかし，中には「いや，なんとなくわかっていた…」という冷静な反応がくることもあります。この場合は，患者がその後の治療方針について話したがっていることが多いので，「そうですか…〇〇さんはいろいろと考えておられたんですね…。それでは今後の治療方針の話をしてもよろしいですか？」とInvitationを使って，話を前に進めます。

「情報の重さ」に配慮する

　余命が数週～数か月であれば「自宅に戻ること」が治療のゴールだったけれど，数時間～数日であれば「場所はどこでもいいから，とにかく苦痛がないように」と，患者が優先するものは変わるかもしれません。

　患者側が希望する場合はもちろんですが，その後のマネジメントが変わる可能性がある場合は，筆者はこちらから積極的に患者側に余命の情報を聞きたいかどうかを尋ねるようにしています（例：「抗がん剤の治療がこれ以上できないので，お別れの時間が近くなってきているかもしれません。どれくらいの時間のことを意味しているか，お聞きになりたいですか？」）。もちろん，それを知りたくない人に情報を押し付けることは慎まなくてはいけませんが。

　しかし，同時に非常に重い情報でもあるので，医師側で余命を伝えたほうが良いと判断し，かつ患者が明確に残された時間を知りたいと言っていても，その伝え方には細心の注意を払う必要があります。「余命はどれくらいですか？」の質問の後，間髪入れずに「わかりません」「3か月です」「数週間～数か月です」と返答する医師を見かけます。医師にとってはよくあるやり取りでも，患者や家族にとっては勇気を振り絞ってようやく口に出した質問だったかもしれないのです。たとえその情報自体は正しいとしても，医療者はプロとしてその伝え方に十分注意するべきだと考えます。

文献

1) Mack JW, Wolfe J, Cook EF, et al.: Hope and prognostic disclosure. J Clin Oncol, 25(35):5636-42, 2007.
2) Enzinger AC, Zhang B, Schrag D, et al.: Outcomes of prognostic disclosure: associations with prognostic understanding, distress, and relationship with physician among patients with advanced cancer. J Clin Oncol, 33(32):3809-16, 2015.
3) White N, Kupeli N, Vickersta V, et al.: How accurate is the 'Surprise Question' at identifying patients at the end of life? A systematic review and meta-analysis. BMC Med, 15(1):139, 2017.
4) Back AL, Arnold RM: Discussing prognosis: "how much do you want to know?" talking to patients who are prepared for explicit information. J Clin Oncol, 24(25):4209-13, 2006.

（中川俊一）

3 集中治療室 ①
治療の差し控え・中止について話し合う

「伯父には，意識もないのに
管につながれっぱなしになるような，
苦しい思いをしてほしくないですね」
「治療をやめたら，伯父が苦しむってことは
本当にないんですか？」

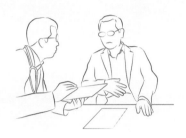

　ここで取り上げるのは，もともと人生の最終段階にある患者が窒息という
外因で心肺停止を起こし，蘇生処置にて心拍再開したものの植物状態となり，
いわゆる「延命治療」をどこまで続けるか，集中治療室で話し合いをする事
例です。

　患者は「急変時の対応」として「蘇生処置を希望する」という，いわゆる
"事前指示書" を作成していましたが，その内容に関して他の家族と話し合っ
ておらず，十分なACPは行われていませんでした。救急外来でこういった
ことは珍しくありません。

　ここで必要になるのが，いわば「緊急ACP」です。本来のACPとは異な
りますが，短時間で患者や家族の価値観を探り，大切なことを決めるための
話し合いを進めていきます。この難しい局面では，Vital Talkのスキルが大
きな助けになるはずです。

症例

　有料老人ホームに入所中の90歳代男性。ADLは歩行器で歩行可能。元来健康で，ホーム入所後も軽度の認知症がある以外は問題なく過ごしていた。

　朝食のおかゆを誤嚥して窒息，心肺停止となり，施設職員が救急要請。自動体外除細動器（AED）を装着されたが作動なし。覚知19分後に救急隊が接触。接触時も心肺停止で波形はPEA（無脈性電気活動；pulseless electric activity）。気道内の米粒を吸引とマギール鉗子で除去し，気管挿管。人工呼吸と胸骨圧迫しながら救急室へ搬入された（搬送時間13分）。

　搬入直後に心拍再開し，心拍数120回/分，収縮期血圧140mmHg台。意識レベルはJCS 300，対光反射は消失していた。頭部CTで皮髄境界は不鮮明化しており，低酸素脳症が疑われた。集中治療室にて人工呼吸器管理を継続，循環動態は安定し昇圧薬は不要だった。脳保護のために低体温療法が開始された。

- 入院2日目：低体温療法終了。ミオクローヌスが出現したため，抗痙攣薬開始。
- 入院3日目：鎮痛・鎮静終了後も意識レベルの改善なし。
- 入院7日目：頭部CTで，脳幹を除く全脳に高度脳浮腫あり，進行した低酸素脳症であると考えられた。脳波検査では，全般性徐波を認めた。人工呼吸器管理中であるが，自発呼吸があることが確認された。

　患者は，5年前に老人ホームに入所する際，書類にあった「急変時の対応」に関して，「蘇生処置を希望する」と回答していた。その後，書類が再検討された形跡はない。

　患者は独身で子どもはいない。隣県在住の弟二人（ヨウジロウ氏，ヤサブロウ氏）がいるが，二人とも80歳代で，自立しているものの遠くまで外出することは困難で，患者がホーム入所後はたまにしか会っていない。患者に何かあった時は，ヨウジロウ氏の息子（50歳代のトシオ氏）がホームまで出向いて対応しており，実質的なキーパーソンとなっていた。

　今回の入院後も，初日からトシオ氏のみが対応しており，担当医との病状

説明もトシオ氏のみに行っていた。入院当初より低酸素脳症による意識障害遷延が懸念される旨は伝えており，1週間たっても意識が戻らない場合，その先の治療方針について改めて話し合うことになっていた。

　施設入所中の高齢者が窒息で心肺停止後に蘇生されたが，蘇生後低酸素脳症で植物状態となった。入院7日目となり，意識状態が改善する見込みはないが，循環動態は安定している。集中治療医は，病状説明と今後の方針に関して，患者の家族と話し合わなくてはならない。

　頭の中でシミュレーションしてみましょう。集中治療医のあなたは，キーパーソンと主要な親族を呼び，悪い知らせを伝えた上で患者の選好に合った治療方針を導かなくてはなりません。

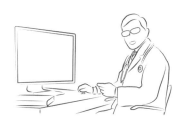

Vital Talkを使った対応 ▶ スキルの使い方を見ていきましょう

（患者の弟のヨウジロウ氏とヤサブロウ氏，甥のトシオ氏が来院。
弟二人は初めての来院で，挿管され意識のない患者との面会を済ませたばかり。
面談室で，医師，看護師同席の上，話し合いを始めた）

医師 本日はお集まりいただいて，ありがとうございます。○○さんの担当をしています，××です。

家族 よろしくお願いします。

医師 ヨウジロウさんとヤサブロウさんは，お兄様がご入院されてから，初めての面会でしたね。お兄様の様子は，いかがでしたか？

> 重症な状態となった患者と面会した後の家族がどのような気持ちか，現実をどのように受け入れているのか，**Setup**の一部として，**Perception**を確認します。

ヨウジロウ氏（以下，弟1） まあ話は聞いてたけど，実際会ってみると，あの兄貴がこんなになっちまうなんて，やっぱり悲しいね。

ヤサブロウ氏（以下，弟2） 話しかけても，うんともすんとも言ってくれなくて，寂しいものです…。

医師 トシオさんには，入院時から病状説明をさせていただいてきました。本日で，入院されてからちょうど1週間になりますが，やはり，まだ意識が戻りません。今日行った検査の結果を踏まえて，今後のことについてお話しさせていただきたくて，今日は皆さんに集まっていただきました。トシオさん，これまでの経過について，トシオさんが聞いてきたことを，他の皆さんにもわかるように，お話しいただけますか？

> **Invitation**の後，**Perception**の確認。

トシオ氏（以下，甥）　はい。1週間前に老人ホームで朝食中におかゆを喉に詰まらせて，心肺停止になって，救急車でこちらの病院へ運ばれました。喉に詰まったものを取って人工呼吸を始めたら，心臓も動き始めたけれど，目が覚めなくて。おそらく心臓が止まっている間に，脳に血が行かなくて，脳細胞がダメージを受けているんだろうって聞きました。脳を保護するために低体温にする治療もしてもらいました。でも，痙攣のような動きが出てしまっていて，脳に関しては，厳しいかもしれないからって連絡を受けました。1週間目にまた検査をして，これからの見通しに関して，大切な話になるから，うちの父や叔父にも来てもらってくれってことでした。

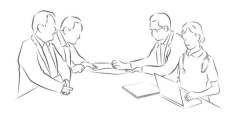

医師　ありがとうございます。お話ししていただいた通りです。窒息から回復された後は心拍が再開し，その後も血圧などは安定しており，人工呼吸器で呼吸を補助している状態ですが，1週間たっても意識が戻りません。これは，心停止後に脳細胞が障害を受けてしまったことによるもので，低酸素脳症と呼ばれる状態です。

入院時からの変化をReframeした後，今回伝えたいheadlineを率直に，わかりやすい言葉で述べています。

本日，頭部CTで再検査したところ，入院時よりも脳のむくみが悪化していました。また，脳波検査を行いましたが，こちらも意識状態が悪いということはわかりましたが，治療できるような原因は見つけられませんでした。現状では，○○さんの意識が戻る見込みは非常に低く，いわば…植物状態になっています。たとえ多少の意識状態の改善があったとしても，脳には大きな障害が残ったままとな

3 集中治療室①

り，元の状態に戻れることはまずないでしょう。

甥 植物状態っていうのは，具体的に，どういうことなんですか？

医師 心臓が動いてはいますが，意識はありません。自分で息をしたり食べたりすることはできず，人工呼吸器やチューブでの人工栄養に依存している状態です。◀

> 家族の質問に1つひとつ丁寧に答えていきます（**Knowledge**）。

甥 なるほど…機械に生かされているだけってことなんですね。

医師 そういうことです。そこで本日◀は，この先どこまでこういった治療を続けていくのか，相談させていただきたいのです。これまで，○○さんご本人とご家族の間で，もしもの時にどうしたいかについて，話し合ったりしたことはありますか？

> 早速本題に入るために，まずはACPをしたことがあるか，**Map**します。

甥 伯父には奥さんも子どももいないんで，甥っ子である私が一番動けるので，施設の手続きとかは私がやってましたけど，私とは，そこまで深い話をしたことないですね…。親父，そういう話，伯父さんとしたことある？

弟1 ほとんど病気もしたことなくて，ずっと元気だったからね。いつかはくたばる時がくるってのはわかってたけど，こっちも足腰悪くなっててね，兄貴が老人ホームに入ってからは，たまにしか会いに行けなかったし，そういう話は，あえてしたりしなかったね。

弟2 私も兄とはそういうこと，面と向

かって話したりはしなかったですね。

医師 今回，入院後に施設のほうに問い合わせたところ，施設入所時の書類の中に，「急変時に蘇生処置を望む」という書面があり，ご本人がサインされていました。その時に，皆さんの間でなんらかの話し合いがもたれたりはしませんでしたか？

患者本人の意思表示があったかどうかは，**Setup**の段階として，話し合いの前に情報収集しておきます。その意思表示に関して，代理意思決定者となる家族とその意思を共有していたのかを確認するのも，**Map**の一部と考えられます。

甥 ああ，確か，そんな書面がありましたね。ホーム入所時は伯父はまだしっかりしていたし，自分で書いてたと思います。その時は，何かあった時に病院へ連れて行ってもらえなかったら困るよねって感じだったと思います。

医師 そうでしたか。そうすると，こんな状況になるとは思ってもいなかったのではないでしょうか？

今回の書面が，5年前に患者が元気だった時に書いたものであるとすれば，本来であれば，その後の患者の状態によって見直されるべきものです。書面の文言をそのまま受けとるのではなく，その背後にある事情をしっかり引き出すことで，患者や家族の価値観を探ることができます（**Map**）。

甥 そうですね。そこまで考えてたわけじゃないと思いますよ。

医師 わかりました。今の状況では人工呼吸器を使ったり人工栄養を投与すれば，命をながらえることはできますが，残念ながら○○さんが元の元気な姿に戻れる見込みはありません。もし，○○さんご本人が，今のご自分の状態を見たとしたら，どう思うと思われますか？

患者本人の価値観を，患者をよく知る家族から引き出します（**Map**）。

弟1 うーん…兄貴はいつも俺たち兄弟の中じゃ大将みたいなもんで，弟には弱いところ見せなかったからな。今みたいな姿，俺たちに見られたくなかったんじゃないかな…。

弟2　独り身だったけど，なんでも自分でやってたんだよな。さすがに85歳になった時に，これから何があるかわからないけど，俺たちには迷惑かけたくないって言って，老人ホームにも自分で入ったんだよな。

甥　そういう人でしたよね。伯父さんには子どもがいないから，俺が小さい時から，自分の子どもみたいに可愛がってくれて。若い頃は証券会社でバリバリ働いてて，お年玉もいっぱいくれて，私たち甥や姪たちにも人気がありました。大人になってからも，仕事のこととか人生のこととか，よく相談に乗ってくれて，いい伯父さんでしたよ。ここ最近は，たまに面会に行っても寝てることが多くて，さすがに体力落ちてきてるな，と感じていました。

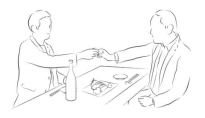

弟1　兄貴は，こんな姿になってまで生きていたいとは思わないだろう。ここまで元気に生きてこれたんだ。何があっても大往生だろう。

弟2　俺もそう思う。この年まで誰にも頼らずがんばってきたんだから，兄貴には最期まで兄貴らしくいてほしい。

甥　私も，伯父には，意識もないのに管につながれっぱなしになるような，苦しい思いをしてほしくないですね。

医師　なるほど…。○○さんのこと，話してくださってありがとうございました。私にも，○○さんがお元気だった時のことが想像できました。お元気で活躍されていた頃に比べると最近は寝ている

> 家族の言葉を使いながら，「患者が今回の状況に至る前から，どれくらい体力が衰えていたのか」を示しています。**Map**した内容をもとに，患者や家族の意向を確認します（**Align**）。

だけの時間が多くて，少しずつ体力が落ちていらしてたんですね。○○さんは自立した方で，こんな状態だったら，機械につながれてまで生きながらえたいとは思っていないだろう，ということですね。

家族　そう思います。最期はなるべく自然な形で迎えてほしいです。

医師　わかりました。それでは，皆さんが説明してくださった○○さんの今までの人生について，私なりに考えた上で，○○さんにとって一番良いのではないかと思う方法を提案させていただきます。

> **Map**から**Align**を経て，医療者の立場から，患者にとってベストと思われる**Plan**を提示します。

　この先の治療方針は，各施設により行える内容が異なってきます。ご自身の施設の現状に最も合うパターンをご参照ください。

❶ 治療差し控え（withhold）

医師　これからは，苦痛などの症状がある時は，症状緩和のための薬やケアを積極的に行います。ただし，これ以上お身体に負担をかけるような治療を新たに行ったり，増やしていくことはしないようにします。人工呼吸器の設定や，今使っているお薬の量は下げることができれば下げますが，これ以上，上げることはしません。心停止となった時も，心肺蘇生はお身体を痛めつけることになるので行いません。

> 現時点で可能な，患者と家族にとってベストと思われる**Plan**を提示しています。できることをまず説明し，しないことはその理由とともに説明します。

❷ 抜管以外の治療中止（withdraw）

医師　これからは，つらい症状を取るた

めの治療だけを行います。自然な形で最期を迎えられるように，苦痛を取るためのお薬（これまで鎮静・鎮痛剤を使用していたら，その薬剤）は継続し，必要に応じて増やしていき，苦痛がないようにします。今使用している血圧を上げる薬や，抗菌薬や，点滴や人工栄養はすべて終了します。

心停止となった時，心肺蘇生はお身体を痛めつけることになるので行いません。今までの治療をやめた場合，その後，どのくらいがんばられるかは，○○さんのお身体にしかわかりません。比較的短い時間でお亡くなりになる方もいれば，何日か，ながらえる方もいます。いずれにせよ，最期の時間がくる時まで，○○さんの症状に気を配り，ご家族をサポートさせていただきます。

現時点で可能な，患者と家族にとってベストと思われる**Plan**を提示しています。抜管以外の治療を中止するのは，家族にとって非常に重く不安を伴う選択です。患者が苦痛を感じないよう，鎮静や鎮痛などの治療は最後まで継続することを伝えます。抜管以外の治療を中止しても，変わらず患者と家族をサポートしていくことを約束します。

❸抜管を含めた治療中止（withdraw）

　抜管を含めた治療中止の方針を決定するまでのプロセスは，施設で定められた規定に則って行います。

　筆者所属の施設（帝京大学医学部附属病院）では，抜管を行う場合は，患者・家族の意思確認の後，部署内多職種カンファレンスでの合意形成および病院の臨床倫理委員会の承認を経た上で行われます。抜管に先立ち，抜管後の症状緩和や家族のグリーフケアを十分行えるように備えた後，患者の最期に立ち会いたい家族・親族・友人などと日程調整の上，日時を決めて行います。

医師　ご家族の「最期は自然な形で」というご意向に沿うために，今使用している血圧を上げる薬や抗菌薬，点滴や人工栄養は終了して，苦痛を取るためのお薬だけを使用します。喉の管は抜き，人工

呼吸器を終了します。呼吸苦などの症状 ◀ーーー
があるようであれば，モルヒネを使用
し，症状がなくなるまで増やしていきま
す。喉の管を抜くと喘ぐような呼吸に
なったり，唾液などの分泌物で喉がごろ
ごろしたりすることがありますが，それ
は，最期までご自身の力で呼吸しようと
する，自然な姿です。人工呼吸器をやめ
た場合，その後，どのくらいがんばるこ
とができるかは，○○さんのお身体にし
かわかりません。比較的短い時間でお亡
くなりになる方もいれば，何日か，なが
らえる方もいます。いずれにせよ，最期
の時間がくる時まで，○○さんの症状に
気を配り，ご家族をサポートさせていた
だきます。

> 現時点で可能な，患者と家族にとっ
> てベストと思われる**Plan**を提示し
> ています。人工呼吸器などを終了す
> る時に起こりうる症状を具体的に説
> 明し，呼吸苦などの症状があれば薬
> 剤を適切に使用し，苦痛を取ること
> を伝えます。治療を中止しても変わ
> らず患者と家族をサポートしていく
> ことを約束します。

　治療のゴールを提案した後は，こちらが提案したゴールに対する家族の反応を確認す
るための会話が続きます。❸抜管を含めた治療中止（withdraw）を選択した場合の例
で見ていきましょう。

医師　いかがですか？ 何かご質問はあ ◀ーーー
りませんか？

> 重い選択をする際に迷いが伴うのは
> 当然です。不安な点がないか質問を
> 促し，たとえ繰り返しの質問であっ
> ても，丁寧に説明を重ねます。

甥　治療をやめたら，伯父が苦しむって
ことは本当にないんですか？

医師　苦しみや痛みなどの症状が出ない
ように，症状緩和のための治療は最後ま
で続けます。

看護師　私たちのほうでも，○○さんの ◀ーーー
ケアは続けていきます。こうしてほしい
というご希望があれば，できる限り対応
させていただきます。

> 看護師からも，家族を支えていく姿
> 勢を伝えています（**Supporting**）。

弟1 さっき，先生は，治療をやめた後，どれくらい生きられるかはわからないって言ってたけど，やっぱり，やめたらそう長くはもたないんだろう？

医師 こればかりは個人差があります◀が，人工呼吸器を完全にやめた場合に，息を引き取るまでの時間は約1時間といわれています。自発呼吸の残っている方ですと，その後，週単位でながらえる場合もあります。

> 今後の見通しについてわかりやすい言葉で説明（**Knowledge**）しています。

弟2 そうですか…。そうなると，治療をやめた時がお別れになると思っていたほうがいいですね…。私の妻や娘たちにも兄はよくしてくれてたから，他の皆がどう思うか，ちょっと心配になってきました。

医師 とても大事な決断になりますか◀ら，今すぐ結論を出さなくてもかまいません。一度持ち帰って，親族の皆さんで相談されるのがいいと思います。もし，他にも会わせておきたいという方がいらっしゃったら，是非，そうしてください。ただ，皆さんからおうかがいした，○○さんのお人柄や今まで歩まれてきた人生を考えると，こうするのがご本人にとって，一番自然な方法だと思います。

> 提示した**Plan**については，時間が許せば一度持ち帰って検討してもらったほうが良いでしょう。

家族 わかりました。他の親族とも相談して，お返事するようにします。

看護師 何かご質問や心配なことがあれば，いつでもおっしゃってください。

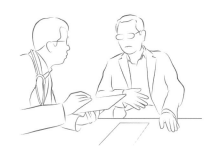

（2日後，この治療方針に同意する旨が医療スタッフに伝えられた。
治療終了の日には，立ち会いたい親族が病室に集まり，患者を最期まで見守った）

> **Key phrase**
>
> もしもの時にどうしたいかについて，話し合ったりしたことは
> ありますか？

「蘇生処置を希望する」という事前指示書があっても，なぜそう希望するのか，どんな状況でもそう希望するのか，どんな状況まで許容するのか，そして決断するまでの過程がわからなければ，実はあまり役に立ちません。こういった場合は書面があったとしても，きちんとMapを行い，患者の価値観を探るところからやり直さなくてはいけません。

> **Key phrase**
>
> ○○さんは自立した方で，こんな状態だったら，
> 機械につながれてまで生きながらえたいとは思っていないだろう，
> ということですね。

この症例の場合，幸いにも患者のことをよく知る家族が複数おり，それぞれが患者の意思を推定し，代弁することができました。書面に残されていなくとも，患者の人となりや人生観をよく知る家族などから，患者の価値観を引き出してACPを行うことができます。患者の推定意思を引き出すことができたら，患者の推定意思にAlignした治療の方向性を打ち出します。

> **Key phrase**
>
> ○○さんの今までの人生について，私なりに考えた上で，
> ○○さんにとって一番良いのではないかと思う方法を
> 提案させていただきます。

この時に，「延命治療を希望しますか，しませんか」「気管切開しますか，しませんか」あるいは「心肺蘇生をしますか，しませんか」と尋ねるのではなく，医師として，患者の価値観に最も合っている治療方針を勧めるように

します。このように，家族と医療者が共同で治療方針を決めていく過程は
shared decision makingと呼ばれ，家族が生死に関わる重大な決定をする
上での心理的な負担を軽減することができると考えられています。

とても大事な決断になりますから，
今すぐ結論を出さなくてもかまいません。
一度持ち帰って，親族の皆さんで相談されるのがいいと思います。

　治療の差し控えや中止の方針を提案した場合，患者の生死を決定する重要
な決断になるので，家族がすぐに結論を出せないことがよくあります。その
場合に，大切なポイントが2つあります。1つは決して無理強いしないこと。
医療者側が治療の差し控えや中止をプッシュしているという印象を与えると，
その場では同意しても後から揺り戻しがきます。「今日はオプションの提示
だけで，決断をする必要はないですよ」というくらいのアプローチにとどめ
たほうが，結果的には受け入れてもらえる可能性が高まることもあります。

おうかがいした○○さんのお人柄や今まで歩まれてきた人生を考えると，
こうするのがご本人にとって，一番自然な方法だと思います。

　もう1つのポイントは，（前述とは逆説的かもしれませんが）**Map**した価値
観を強調して，これが最善なんですよ，と自信をもって伝えることです。

最期の時間がくる時まで，○○さんの症状に気を配り，
ご家族をサポートさせていただきます。

　どんな場合でも患者の尊厳を守ること，生命維持装置を終了しても症状緩
和のための治療は継続することを徹底しなくてはなりません。そのことをき
ちんと家族に伝えることで，大切な家族を失うという重大な決定をした家族

の心情をサポートすることができます。それなしでは，決断した家族側が「自分たちの決断のせいで患者を死なせてしまった」という，罪の意識に苛まれてしまう可能性があります。

生命維持装置の差し控えや中止の選択について

　生命維持装置の差し控えや中止という**Plan**に至った場合，その後の治療の進め方は個人で判断するのではなく，施設によって定められたプロトコールに沿って行われるべきです。今回は状況に応じて，❶治療差し控え（withhold），❷抜管以外の治療中止（withdraw），❸抜管を含めた治療中止（withdraw）の3パターンに関して説明する際の例を示しましたが，Pearlmanらによると，欧米では生命維持装置の終了に際して，withholdとwithdrawは倫理的には区別せずに同列である[1]，と考えられています。というのも，呼吸器をつけずに亡くなることと，呼吸器をつけたがその後外して亡くなることは，いずれの場合も原疾患によって亡くなるのであって，倫理的には同じことだと考えられているからです。

　もし，その2つを区別しようとすると，医師は治療を開始するかどうかを判断する時に，「すべてか無か（all or nothing）」の治療選択を迫られることになってしまうでしょう（➡p.78）。また，生命維持装置終了を希望する患者の意向がはっきりとわかっていて，医学的にも妥当でもあるのに終了しないことは，医療倫理の4原則である「自律性の尊重（respect for autonomy）」を認めないことになりますし，患者が「こうなるくらいなら死んだほうがましだ」と言うような苦痛を与えていることになり，同じく医療倫理の4原則「善行（beneficence）」と「無危害（non-maleficence）」に反することにもなります。

多職種で進めるVital Talk

　人生の最終段階に関わる意思決定については，特に多職種による多面的な判断が必要となってきます。また実際には，今回の症例で取り上げたように一度の対話だけでは治療の方向性を決められないこともあるでしょう。「Vital Talkを使った対応」で取り上げたような話し合いの場面だけでなく，ちょっとした家族とのやり取りの積み重ねによって，家族の別の側面が見えてくることもあります。多職種がどのように具体的に関わっていくかを考えていきましょう。

◉ 看護師の関わり

　集中治療室では，患者はすでに重症で挿管されているなどして，患者本人とコミュニケーションをとることが難しいことが多くなります。看護師が患者の家族とコミュニケーションをとることを心掛けることで，患者のもともとの性格や生活環境などから，患者本人の価値観を探るきっかけとなる情報を得ることができる場合があります。

　また，患者の治療に対する反応なども，医師より看護師のほうがより細かく捉えられることがあります。例えば，患者が苦痛を感じているのか，治療をして良くなっている兆しがあるのか，患者のQOLは可能な範囲で良好に保たれているのか，など。また，ベッドサイドで家族が患者の状態に対してどのような印象をもっているのか，という看護師の観察による情報も非常に有用です。家族は心配しているのか，楽観的なのか，怒っているのか，など，これらの情報を観察して診療チーム全体にフィードバックすることで，その後の話し合いがより有意義なものになります。

◉ MSWの関わり

　患者が施設から入院している場合は，施設側と連絡を取り，これまでの経過や事前意思表示，ACPの有無やその内容に関して，確認することを手伝うことができるでしょう。家族・利害関係者や経済的問題などの情報を集め，意思決定の手助けをすることもできます。

◉───── 薬剤師の関わり

　入院病棟や集中治療室に専属の薬剤師がいる場合は，患者の症状緩和に適切な薬剤が適切な量で使用されているかなどをアセスメントして，診療チームにフィードバックすることができます。また，意思決定を行っていく際に，患者に投与されている薬剤の中に，患者の意識状態に影響を与えているものがないかをチェックすることも，とても重要な役割です。

◉───── 聖職者の関わり

　日本ではあまり一般的ではないかもしれませんが，米国の病院では患者の

Tips!　　　　　　　　　　　本人だったら何と言う?

　　REMAPのMap（将来を見据え，重要な価値観を掘り下げる）の項（➡p.52）で，患者の価値観を掘り下げるための質問を列挙しました。実際の家族との面談でもVital Talkのロールプレイでも，このMapを「今の状況を本人が知ったら，何と言うと思いますか?」という質問から始める医師をよく目にします。この質問が真っ先に頭に思い浮かぶ人も多いと思いますが，実はこれはあまり効果的なアプローチとはいえません。

　　この質問をする理由は，おそらく「本人はこんな状態で生かされるのは嫌だと言うと思います」（またはその反対「本人は何があっても生きながらえさせてほしいと言うと思う」でもいいわけですが）といった答えが返ってくることを期待しているのだと思いますが，そういう明確な答えが返ってくることはほとんどありません。終末期のことを詳しく話し合ったことがある人はたったの数％です[1]。つまり，90％以上の確率で返ってくる答えは「そんなこと話したことも，考えたこともありません…」でしょう。仮になんらかの明確な答えが返ってきたとしても，それだけでは次のAlignやPlanにつなげることはできません。「誰が（どんな人が）」それを言っていたか，という情報が欠けているからです。

　　繰り返しになりますが，結局のところMapの目的というのは本人の「人となり」を知る，ということです。それは言い換えると，患者がどんな性格で，入院前にどんな生活をしていて，何を楽しみにしていたか，といったことをこちら側が具体的にイメージできる，ということです。

終末期に，患者や家族の希望に合わせて，聖職者（チャプレンなど）を呼び，スピリチュアルケアを提供してもらうことがよくあります。愛する家族を失う悲しみに苦しんでいる家族のスピリチュアルペインを和らげるためにも，とても有効であるといわれています。

文献

1) Pearlman RA, Cain KC, Patrick DL, et al.: Insights pertaining to patient assessments of states worse than death. J Clin Ethics,4(1):33-41, 1993.

　ここで誤解してほしくないのは，「本人だったら何と言う？」は間違った質問ではない，ということです。この質問自体はMapの非常に重要な質問であるのは間違いありません。ただ質問の内容が極めて限定的でディープ過ぎるのです。つまり，それを尋ねるタイミングに注意を払う必要があります。例えば，皆さんが初めて誰かとデートする時，初対面の一番最初の質問で，その人に「あなたの年収はいくらですか？」とは聞かないと思います。それはすごく知りたいことではある（かもしれない）けれど，一番最初の質問としてはデリカシーがなさ過ぎます。「本人だったら何と言う？」も同じです。

　それ以外の本人の「人となり」をある程度把握できた後（「なるほど，〇〇さんは旅行が好きで，世話好きで，誰かに面倒を見てもらうのは嫌だ，という性格の人なんですね」）で，「そんな〇〇さんだったら，今この状況であれば何と言うと思いますか？」と尋ねると，終末期のことを話し合っていなかった家族でも，より有意義な答えを返しやすいはずです。この「そんな〇〇さんだったら…」の「そんな」という３文字を付け加えるかどうかには，非常に大きな意味があるわけです。

文献

1) 厚生労働省 人生の最終段階における医療の普及・啓発の在り方に関する検討会：人生の最終段階における意識調査 報告書, p.32, 2018. https://www.mhlw.go.jp/toukei/list/dl/saisyuiryo_a_h29.pdf（2022年9月28日アクセス）

（中川俊一）

治療の差し控えと中止──日本法の下では

　終末期医療において延命治療が可能になった20世紀後半以降，どこの国でも，延命治療の差し控えや中止について，それは医療の問題ではなく法律的な問題でもあるとされました。そして，多くの国で尊厳死法が制定され，一定の要件を満たせば，それは嘱託殺人罪や殺人罪に当たらないことが明記されたのです。ところが日本では，尊厳死法案こそ超党派の国会議員により2012年に策定されたものの，国会に提出されることもなく，法律のない状況となっています。そのため，医師の中には延命治療の差し控えや中止の合法性に懸念を抱く人がいます。

　確かに，法律では明記されていません。しかし，2007年と2018年に厚生労働省が公表した2つのガイドライン[1,2]が，実質的な法として機能していると考えられます。その内容は，次のようなものです。

❶終末期の治療に関する判断は医師が一人で行わず，医療ケアチームで行うこと。

❷患者の意思が何よりも重要だが，それが明記されていない場合（明示できない状況）では，家族等の関係者が，患者が何を望んだかを推定する情報を提供し，それに代えることができる。

❸患者が残る生をよりよく生きるためにも，アドバンス・ケア・プランニング（ACP;通称では人生会議）が重要とされ，繰り返し，医療ケアチーム（介護従事者も含む），家族等の関係者，そしてもちろん本人が，延命治療のあり方を含む医療やケア（介護を含む）について何を希望するかを確認する。

　これらのガイドラインや，老年医学会，救急医学会の定めたガイドラインが実質的に法に代わる役割を果たしています。その証拠として，少なくとも次の3点を挙げることができます。

　第1に，2007年以降，延命治療の差し控えや中止は医療現場で行われているはずだが，刑事介入がなされて報道されることがなくなった。

　第2に，NHKは少なくとも延命をめぐる2つの番組において人工呼吸器を

取り外す場面を放映したが，どちらの病院にも警察が入ることはなかった。

　第3に，2009年の川崎協同病院事件最高裁判決は，抜管行為について有罪としたものの，本人が終末期であるという判断が的確なものと認められないことと，そのような状況で家族に不正確な説明をして抜管の要請を受けたものは被害者の推定的意思に基づくものといえないので，「法律上許容される治療中止には当たらない」と明言した。これは，最高裁も，法律上許容される治療中止があるとの前提を示したことになる。そのための要件は，先のガイドラインに則っていれば満たされると考えられる。

　以上のような説明により，本書Part2-3「治療の差し控え・中止について話し合う」の症例（➡p.116）は，法律的に見ても刑事事件化を恐れる必要のないケースだと考えられるでしょう。ここでは3つの点を補足します。

尊厳死法ではなくなぜガイドラインなのか

　終末期医療のあり方は，人の生死に関わる重大な課題ですから，尊厳死法のような法律が制定されて然るべきだとする考えは当然です。しかし，法律の内容とその適用のあり方によっては，法律が患者のためにならない場合があります。例えば，前記の尊厳死法案では，医師が延命治療の中止等をすることができるのは，「（15歳以上の）患者が延命措置の中止等を希望する旨の意思を書面その他の厚生労働省令で定める方法により表示している場合」だとしています（第7条）。これが法律になれば，Part2-3の事例はこれに当たらないので，延命治療を続けざるを得なくなります。第13条で「この法律の規定は，この法律の規定によらないで延命措置の中止等をすることを禁止するものではない」と，付け加えているものの，第9条で法律上免責されるのは第7条による場合だとしているので，これでは，医療の現場では，患者が実は望んでいない延命治療を続けることになります。

　逆に，5年も前に「延命治療は望まない」と明記した文書にサインをしただけで，簡単に延命治療が中止される可能性もあります。法律ができることによって，倫理的な医療ではなく，単に法律に形式的に当てはめるだけの終末期医療に堕するかもしれないのです。

　それに比べれば，前述のガイドラインは，医療の実務に沿ったものであり，

可能な限り本人の意思を尊重する大原則を確認した上で，それを実現するプロセスを示しています。

延命治療の差し控えと中止

　本書でも明確に述べられているように，延命治療の差し控えと中止は倫理的に同じことだと欧米では考えられています（➡p.130）。しかしながら，法の介入は，明らかに中止という場面で行われることが多いのです。そのため，例えば，医師の中には「胃ろう（あるいは人工呼吸器）をつけますか。ただし，いったん胃ろうをつけたら外せませんよ」と説明して家族に判断を求める例がありました。これもまた，中止（抜管行為）について法的介入が恐れられた証拠です。

　しかし，このように差し控えと中止を区別すると，実際に延命治療をしてみたら予想以上に回復するようなケースでも，差し控えられる可能性が高くなります。人命尊重のための法の介入が，逆に人命を損なう可能性を広げるという皮肉な結果となるのです。このような観点からみても，延命治療の差し控えと中止は同じこと（同列である）という考え方は妥当といえます。

残された者の後悔

　米国でベストセラーになり日本でも翻訳された本に，Gawande A『死すべき定め──死にゆく人に何ができるか』[3]があります。著者はインド系の外科医で，ハーバード大学の関連病院で外科のレジデントとして初めて患者を受け持った経験談から話が始まります。患者は60歳代，前立腺がんの広範囲な転移があり末期の状態でした。しかし，脊椎腫瘍を取り除く手術を（もちろんインフォームド・コンセントを得て）行いました。手術は成功しますが，患者は完治したわけではないから，その後2週間苦しみ抜いた後で死亡しました。自分が行った手術は成功だったのか，意味があったのか，患者のためになったのかと後悔する話です。

　同様に，著名な小説家である篠田節子さんは，日本尊厳死協会の会報『Living Will』で，父親を看取った経験を語っています[4]。彼女の父は，はっきりと決断をする性格であり，延命治療についても一切不要と明言していました。しかし，いざ娘として判断を迫られた時に，父の意に反し，父にとっ

ての「絶好の死に時」を見誤って，大きな苦痛を味わいながらの7か月を過ごさせてしまったのではないかと後悔していると話しています。

　まさに人は「死すべき定め」の下にあり，同様のことは誰にでもありうることです。家族にとっても，医療従事者や介護従事者にとっても，もちろん，患者本人にとってもまさに不本意な結果となるのは好ましくありません。後悔を少しでも減少させようとするのが，ACPの試みであり，今後，それがどのように広がっていくのかが注目されます。

文献

1）厚生労働省：終末期医療の決定プロセスに関するガイドライン. 2007.
　　https://www.mhlw.go.jp/shingi/2007/05/dl/s0521-11a.pdf（2022年 9月28日アクセス）
2）厚生労働省：人生の最終段階における医療・ケアの決定プロセスに関するガイドライン. 2018.
　　https://www.mhlw.go.jp/file/04-Houdouhappyou-10802000-Iseikyoku-Shidouka/0000197701.pdf（2022年9月28日アクセス）
3）Gawande A（著），原井宏明（訳）：死すべき定め──死にゆく人に何ができるか. みすず書房，2016.
4）篠田節子："絶好の死に時" があるのではないか. Living Will, No.178, p.2, 2020.

（樋口範雄）

4 集中治療室②
脳死下臓器提供を選択肢に含めた意思決定支援を行う

「脳死といったって，
○○の身体は，まだ生きてるんですよね？
他の誰かに臓器を与えるために，
○○の命を犠牲にするってことなんですか!?」

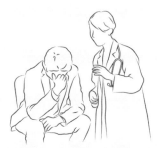

　集中治療室で終末期を迎える患者の中には，脳死の患者も含まれます。脳死患者の場合，他の集中治療終末期と異なるのは，治療のゴールの1つとして脳死下臓器提供があることです。臓器提供における意思決定支援にも，Vital Talkのスキルを活用することができます。

　脳死下臓器提供を含めた意思決定までの会話は，goals-of-care discussionに他なりません。Vital Talkのスキル，特に**REMAP**を使って**Map**により患者の価値観を理解し，その価値観に基づいた治療の方向性を確認（**Align**）した上で，最終的に臓器提供という**Plan**へ導いていくような流れになります。

　気をつけなくてはならないのは，臓器提供を一方的に勧めるように聞こえる言動は避けなければいけないという点です。医療者の役割はあくまで臓器提供は選択肢の1つであるということを示しながら，患者と家族の意思を明確にすることです。

　本人の身体が「まだ生きている」のに臓器の提供を検討するのは，悲嘆にくれる患者の家族にとって容易であるはずがなく，混乱するのは当然です。**NURSE**のスキルなどを用いて感情に十分に配慮しながら，会話を進めます。

症例

　元来健康な30歳代男性。高速道路上でオートバイの単独事故を起こした。フルフェイスのヘルメットを装着していたが，ヘルメット変形著明。救急隊到着時，意識レベルはJCS 300，瞳孔不同あり（右3㎜，左6㎜），心拍数140回/分，血圧測定不能。四肢に動きはなかった。頸椎カラー装着，全身固定，酸素投与，末梢静脈路確保され，直近の救命センターへ搬送時間16分で搬送された。搬入直後，気管挿管，初期輸液・輸血を開始すると循環動態が安定したため，全身CTを施行。頭蓋骨骨折，急性硬膜外血腫，左多発肋骨骨折，左血気胸，骨盤骨折を認めた。胸腔ドレナージ，開頭血腫除去術，骨盤創外固定，後腹膜パッキングが施行され，集中治療室へ入室。術後の頭部CTでは血腫は除去されていたものの，著明な脳浮腫を認めた。瞳孔は両側散大し，対光反射が消失していた。

　入院7日目，人工呼吸器管理下で酸素化・循環動態は安定しているものの，鎮静剤を終了しても意識の改善は見られなかった。状態評価のために頭部CTと脳波検査を行った。頭部CTでは著明な脳浮腫と皮髄境界の消失を認めた。脳波検査にて全般性徐波。瞳孔散大，対光反射消失。自発呼吸は消失し，人工呼吸器に依存していた。神経学的な評価の結果，臨床的に脳死を強く疑う状態となった。

　患者は独身で，職業は広告代理店社員。地元を離れて都市部の大学へ進学後，そのままひとり暮らしをしていた。趣味はバイクで，週末は友人とツーリングに出かけることが多かった。両親はともに60歳代で，父親は現役の公務員，母親は専業主婦。妹は20歳代後半で既婚，他県で暮らしている。

　患者が搬送された際，両親は直ちに病院へ駆け付け，患者が重症であり，生命の危険もあることを伝えられた。その後も両親は病院の近くのホテルに滞在し，毎日面会に来ている。頭部外傷のために脳にかなりのダメージがあり，昏睡状態が続いていることが日々伝えられていた。

症例のポイント

若く健康な男性が不慮の事故で多発外傷を受傷し，一命はとりとめたもの

の，重症頭部外傷により，入院7日目に臨床的脳死の状態となった。集中治療医は患者の家族に状況を伝え，今後の治療方針について話し合わなくてはならない。

　頭の中でシミュレーションしてみましょう。集中治療医のあなたは，家族を呼び，患者が「臨床的脳死」であるという悪い知らせを告げた上で，脳死下臓器提供を含めた治療の選択肢について，患者の価値観を中心にしながら導き出さなくてはなりません。

Vital Talkを 使った対応　スキルの使い方を見ていきましょう

（患者の両親が来院し，いつものようにベッドサイドで患者と面会したのち，
面談室にて医師，看護師を含めた医療スタッフが同席し，話し合いを始めた）

医師　今日で〇〇さんが入院されてか
ら，ちょうど1週間ですね。お父さんも
お母さんも，毎日お見舞いに来てくだ
さって，かなりお疲れになっているので
はないでしょうか。

> Setupとして，憔悴している家族を
> ねぎらう言葉かけから始めています。

父　〇〇のことが心配で…。あいつがが
んばっていると思うと，少しでもそばに
いてやりたくて…。

母　先生やスタッフの方々が一生懸命し
てくださっているので，本当に，ありが
たく思っています。

医師　今日，〇〇さんとは，もうお会い
になりましたか？

> 患者の状態は日々変化しています。
> その日の様子が家族にどのように見
> えたのか，Perceptionを確認します。

父　はい…。あんな姿になっても，あい
つ，必死に生きようとしてて…。（嗚咽）

母　何回も名前を呼んだんですけど，今
日も，ぜんぜん応えてくれなくって…。

> 悲しみに打ちひしがれている様子
> の家族に，NURSEのスキル
> （Understanding, Naming）で共
> 感を示しています。

医師　…大切な息子さんですもんね…。
ご両親がどんなにおつらいか…。

父　…それで，先生，今日の検査の結果
はどうだったんでしょうか？

> ここから，臨床的脳死であることの
> 告知と，その先の臓器提供にまつわ
> る意思決定に至るまでの会話を，
> REMAPの流れで行っていきます。
> まず，状況の変化を伝えるReframe
> から始めています。

医師　はい，今日は先ほど行った頭部
CTと脳波の検査結果をお伝えした上
で，今後のことを改めてお二人とお話し
させていただきたくて，お呼びだてしま

した。

母 息子の…〇〇の意識は，戻るんでしょうか？ 助かる見込みはあるんですか!?

医師 …今からさせていただくお話は，ご両親にとって厳しいものとなります。…お話を続けさせていただいてもよろしいですか？

> 家族のほうから話し合いの本題について聞いてきているので，ある程度の心の準備はできているようです。warning shotを加えた上で，今日最も伝えたいこと（headline）を伝えるための**Invitation**を出します。

父・母 （うなずく）

医師 まず検査の結果ですが，脳のＣＴでは，手術後よりも脳のむくみがさらに悪化していて，脳波検査でも脳の活動がまったく見られていません。これまでの検査や診察の結果，現在の状態は，脳死となっている可能性が非常に高いです。

> 簡潔な言葉で「脳死の可能性が高い」という事実をheadlineとして伝えています。

父 脳死って，どういうことですか？

母 それって，もう，脳が，だめになってしまったってことなんですか!? あの子はあんなにがんばってるのに？ あんなにたくさん，手術もしたのに？ 先生方も最善を尽くしてくださるって，言ってたじゃないですか！

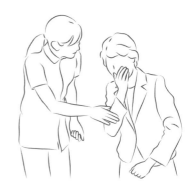

医師 私たちも，なんとか〇〇さんに良くなってもらいたいと手を尽くしてきたのですが…残念です。

母 それって，もう〇〇は目を覚まさないってことなんですか!?

父 すみません，先生。その脳死っていうのが，よく理解できないんですが…。

医師 とても厳しいお話となってしまい，ショックを受けられるのは当然だと思います。脳死に関して，詳しく説明させていただいてもよろしいですか？

父・母 …はい。

医師 もともとの脳の損傷がかなり大きく，手術も行いましたが，その後も脳のむくみが進んでしまい，意識や生命維持に必要な中枢までもがダメージを受けてしまっている状態です。意識が戻らないだけでなく，ご自分の力で呼吸することもできませんし，心臓もいずれ…止まってしまうということです。

父 そんな…あいつは，このまま死ぬってことなんですか？ まだ，あんなにがんばってるじゃないですか。心臓だって動いてるし，身体だって温かくて…なんとかならないんですか!?

母 あの子，まだ，やりたいことだって，いっぱいあっただろうに…。（号泣）

医師 ………おつらいですよね…。

脳死であるというheadlineを聞いて，反応は違うものの2人ともショックを受けている様子です（**Expect emotion**）。この感情の揺れ動きは，headlineが心に届いている証拠です。感情に対し，支持を示す"I wish"statements（**Supporting**）で対応します。

二人とも感情の波にのみこまれています。さらにNURSE（**Naming, Understanding**）を重ね，感情に気遣いながら，次のheadlineを伝えるための**Invitation**を出します。

headlineを先ほどの「脳死であるという事実」と，「それが意味すること」の2段階に分けて伝えています。今回のように深刻で複雑な内容を伝えなくてはいけない場合，無理に1つのheadlineにまとめると，相手は受け止めきれず，収拾がつかなくなることもあります。

headline後の感情の波に沈黙（silence）と**Naming**で対応しています（**Expect emotion**）。

父　なんで，○○がこんな目に遭わないといけないんだ。人生これからって時に，どうして…。

母　やっぱり，バイクは危ないからって，私が止めておけば…。

医師　私たちは，○○さんのためにできることを，全力で続けていくつもりです。ただ，脳死となっている可能性が高い以上，○○さんに残された時間はそう長くはありません。これから，私たちが○○さんに何をしてあげられるか，ご両親と一緒に考えさせていただいてもよろしいですか？

非常に深刻な状況ですので，両親の感情の波はそう簡単には収まりません。**Supporting** を重ねながら，次の話題に進んでも大丈夫かどうかの **Invitation** を出します。

父　してやれることがあるなら，なんでもしてやりたいです…。あいつだって，こんなはずじゃなかったって，思ってるはずだ…。

医師　○○さんにとって最善の医療を行うために，○○さんのことを教えていただきたいのです。○○さんは，どんな息子さんだったんですか？　もしよかったら，聞かせてもらえませんか？

患者本人の価値観を探るための **Map** を行っていきます。

父　○○は，私たちの長男でしてね。もう一人娘もいますが，あいつが大学で上京するまでは，4人家族で賑やかにやってました。高校生ぐらいの頃から，バイクに憧れててね。私が志望大学受かったら許可してやるって言ってたら，急に勉強もがんばりだして，見事に合格して…。大学でバイクサークルを立ち上げて，仲間とあちこちバイクで出かけてたね。親に反対されたくないからって，勉強もしっかりやって，就職もうまくいっ

て，仕事もおもしろいって，家に帰って
くるたびに話してました。社会人になっ
てからも，大学時代の仲間と時々ツーリ
ングに出かけてたけど，仲間が次々結婚
していくから，一緒に遊べなくなったなん
て，ぼやいてましたね。お前もそろそ
ろ結婚でも考えたらどうだ，なんて言っ
てたんです。

母 あの子が，そのうち将来のお嫁さん
を私たちに紹介しに来るんだろうな，な
んて，思い描いていました。

医師 とても仲の良い，ご家族だったん ◀
ですね…。

> 両親は，強い悲嘆の感情がありなが
> らも，重要な情報を出してくれまし
> た。敬意を示しながら傾聴し
> （**Respecting**），さらなる情報を聞
> き取っていきます。

父 月に1回くらいは実家に寄ってくれ
てね…。

母 2年前に妹のほうが先に結婚して家
を出て…。それから，私たち夫婦ふたり
暮らしになって，寂しいんじゃないかっ
て，気を遣ってくれてたんです。

医師 やさしい息子さんなんですね…。 ◀

> 患者の価値観を理解するために重要
> な情報が次々と出てきます。さらに
> **Respecting**を重ねることで，相手
> がさらに心を開いて話してくれるこ
> とが期待されます。

母 そうなんです…。小さい頃から，誰
にでもやさしくて，困っている人を見た
らほっとけないようなタイプで…。だか
ら，いつでも仲間に囲まれてて…。あの
子の人生が，こんなふうに，このまま終
わってしまうなんて…。

父 そうだよな。このまま終わって，い
いわけがないよなぁ…。

医師　大切なお話を聞かせてくださっ◀
て，ありがとうございます。○○さん
が，本当にやさしく家族思いの方だと
いうことが，伝わってきました。この先，
私たちが○○さんにできることを考えて
いく上で，1つ，とても大事なことを確
認させてもらいたいのですが，お話を続
けさせていただいてもよろしいですか？

父・母　…はい…。

医師　○○さんは現在，脳死となってい
る可能性が高い状態であるとお伝えしま
したが，脳死と正式に判定された患者様◀
には，臓器移植のための，臓器の提供者
となるという選択肢があります。実は，
○○さんが当院へ救急車で運ばれた時
に，運転免許証を確認させていただいた
のですが，裏面の臓器提供を希望するか
どうかの項目について，「希望する」と
いう意思表示がありました。そのことに
ついて，ご存じでしたか？

母　臓器提供？

父　ちょっと待ってください，先生。脳
死といったって，○○の身体は，まだ生
きてるんですよね？　他の誰かに臓器を
与えるために，○○の命を犠牲にするっ
てことなんですか!?

たくさんの情報と，親としての気持
ちを吐露してくれた両親への
Respecting，患者本人の人柄に対
する**Respecting**を表し，いよいよ
臓器提供の意思に関する**Map**を行
うための**Invitation**を出します。重
要な内容となりますので，「大事な
こと」と，warning shotも加えて
おきます。

患者に臓器提供の希望があり，臨床
的脳死となっている現状で，臓器提
供者となる可能性があることを
headlineとして伝えています。

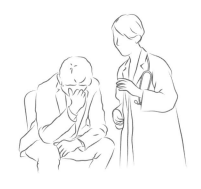

医師　突然，このような話になって，驚かれましたよね…。

> 「臓器提供」というheadlineを聞き，再度，感情の波が高まってきています。Namingを挟んで感情に対応します。

母　免許証の裏面にそういう項目があることは知っていましたが，○○がそうしてたなんて…，私たちには何の相談もありませんでした…。

医師　そうだったんですね。

父　先生は，○○のことをもう諦めたということなんですか!? 諦めないでください！ もっとやれることはないんですか！

医師　○○さんのお父さん，お母さん。私は，最後まで○○さんと，ご家族の皆さんをサポートさせていただきたいと思っています。先ほども申し上げましたが，脳死となっている可能性が高い以上，○○さんに残された時間はそう長くはないのです。残された時間を，○○さんが，○○さんらしくいられるように，○○さんのことを一番よくわかっていらっしゃるご両親と一緒に，考えさせていただきたいんです。

> Supportingを繰り返すことで，少しでも落ち着いた気持ちになってもらい，この困難な会話を先に進めようとしています。

父　そうは言っても，先生，臓器提供だなんて…いきなり言われても…。

医師　○○さんがどういう気持ちで，臓器提供を希望する意思表示をしたのか，お父さんやお母さんに思い当たるところはありませんか？

> 患者の意思表示の背景に何があるのかを，Mapしていきます。

母　…いつも，他人を気遣っていて，人のためになろうとする子だったから…。

父 そういえば，〇〇が大学生になって，バイクの運転免許を取った時に，ずっと反対していた私たちを納得させたかったのか，「バイクのことで，絶対に他人に迷惑をかけない。安全にも気をつける。何かあった時は，絶対に自分で責任をとる」って，言っていたな…。

母 そうだったわね…。免許を取った日に，そんなこと言ってたわね…。その後，免許証の裏面の臓器提供の欄に印をつけたのかしらね…。

医師 とても大事なエピソードをお聞か◀せくださって，ありがとうございます。きっと〇〇さんは，バイクに乗ることをご両親が許可してくださったことが，とても嬉しかったのだと思います。

患者の臓器提供を希望する意思表示に関して，核心に迫るような情報が出てきました。つらい状況の中，話してくれる両親にRespectingを示します。

父 …あいつがあの時，そんなことを，考えていたなんて…。

母 そういえば，あの子が高校生の頃に，海外で臓器提供を受けた難病の子どものニュースを一緒に見て，「人の命を助けるために臓器提供をした人は立派だな」って，とても感動していたことがあったわね…。あの子だったら，そう考えてもおかしくないわね…。

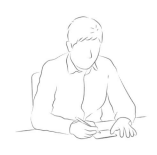

医師　だからこそ，もし，バイクで何か
あった時は，自分も人のためになること
をしたいと思って，臓器提供を希望され
ていたのかもしれませんね。

父　だからって，親に何も相談せずに，
そんな大事なことを一人で決めてしまう
なんて…。

医師　ご自身でしっかりと考えてこのよ
うな志をもてるなんて，本当に立派な息
子さんですね。

> NURSEのスキルを使いながら，さ
> らに患者の価値観に迫る情報が引
> き出されました。患者本人に
> **Respecting**を示すことで，家族の
> 感情をなだめられることもあります。

父　あいつは，私たちの自慢の息子で
す。

医師　（うなずきながら）ここまでお聞
かせいただいたことを踏まえて，私が医
師として，○○さんにとってベストと思
われる提案をさせていただいてもよろし
いでしょうか？

> 患者本人の価値観をかなり**Map**す
> ることができました。「臓器提供」
> という選択肢を**Align**させます。

父・母　はい。お願いします。

医師　私たちは，○○さんが免許証に
「臓器提供を希望する」と表明したご本
人の意思を尊重して差し上げるのがいい
のではないかと思います。

> 患者本人の意向に**Align**した「臓器
> 提供」という**Plan**の提示を行って
> います。

父・母　………。

医師　もしその方向で話を進めるのであ
れば，脳死であることを確定するための
検査を行い，その後で臓器移植の専門家
チームへ引き継がせていただくことにな
ります。

母　もし脳死であることが確定しなかっ

た場合は，どうなるんでしょうか？

医師 その場合は，臓器提供者とはなりません。その時は，○○さんが最期の時を迎えられるまでの時間で，私たちが何をして差し上げられるのか，今一度，考える必要があります。

> 臓器提供者とならなくても，変わらず患者に何ができるかを一緒に考えていく姿勢を示します（**Supporting**）。

父 精密検査で脳死ではないとわかった場合，○○はあとどれくらい生きられるんですか？

医師 人工呼吸器や人工栄養を継続すれば，週単位，月単位で生きる方もいらっしゃいます。ただ，残念ながら○○さんの脳の状態は，さらに悪化することはあっても，元のような意識の状態に戻れることはありません。

> 医学的な事実をわかりやすく伝えます（**Knowledge**）。事実を知ることで，家族は納得できる選択をしやすくなります。

父 ○○が臓器提供することになれば，○○の命はそこで終わるんですよね…。臓器提供しなければ，意識がなくても，少しは生きることができるんですね…。いくら○○が自分で希望したからといって…，そんなこと，許されるのか…。

医師 もし○○さんが臓器提供をすることで，救われる命があるのであれば，○○さんの命がその人に引き継がれる，と考えることはできないでしょうか。ご両親から○○さんのお話をうかがって，ご本人はきっとそういう思いを込めて，臓器提供の意思を示されたのではないか，と思いました。

> 重大な決断を迫られて，動揺を隠せない父親を**Supporting**する言葉を投げかけて，「臓器提供」という選択肢を患者本人の思いに**Align**させています。

母 あなた，これは，○○が望んだことなのよ。あの子が，人のためになりたいと思って希望したというのなら，私は，

あの子のことを本当に誇りに思うわ…。あの子の最後の願いを，かなえてやりたいわ…。

父　本当に，それでいいのか…。

医師　今すぐに結論を出していただかな ◀ くてもかまいません。とても大切なことですから，他のご家族やご親族の皆さんと相談されるのもいいと思います。私たち医療スタッフも，必要な情報はいつでも提供いたします。今日はこのことを一度持ち帰っていただいて，皆さんで十分話し合っていただいてから，お返事をいただければと思います。

提示した「臓器提供」という**Plan**は，家族にとって非常に重い選択です。時間が許せば，一度持ち帰って検討してもらったほうが良いでしょう。

母　ありがとうございます。あの子には，妹もいます。家族皆で，話し合ってみたいと思います。

父　そうだな…。そうさせてください。私もまだ，心の整理がついていませんので…。

医師　どうぞ，皆さんで納得がいくまで話し合ってください。

Key phrase

> これまでの検査や診察の結果，現在の状態は，脳死となっている可能性が非常に高いです。

> 意識が戻らないだけでなく，ご自分の力で呼吸することもできませんし，心臓もいずれ…止まってしまうということです。

　この症例は，若くて健康な青年が交通事故による頭部外傷で臨床的脳死となってしまったという，悲劇的な状況です。悲嘆にくれる家族に対して，まず「臨床的脳死である」という悪い知らせを伝えるだけでもハードルが高いですが，さらに，治療の選択肢として，脳死下臓器提供についても提示するということは，さらに難易度が高いと感じるのではないでしょうか。

　まずはheadlineによって悪い知らせを端的に伝えることが重要です。ここではheadlineを2段階に分けて伝え，それぞれの段階ごとに，家族の思いにNURSEのスキルで対応しています。この段階を丁寧に進めないと，脳死下臓器提供の選択肢の提示をすることが難しくなります。

Key phrase

> ○○さんは現在，脳死となっている可能性が高い状態であるとお伝えしましたが，脳死と正式に判定された患者様には，臓器移植のための，臓器の提供者となるという選択肢があります。

　家族の気持ちを聴き，患者の価値観についての情報を十分に得たところで脳死下臓器提供の選択肢の提示をしています。

　患者が臨床的脳死となった場合，他の疾患の終末期と違って，脳死下臓器提供の選択肢を提示することも，現在の日本の集中治療医がやらなくてはならないタスクでしょう。臓器提供の選択肢を提示しないことは，実は臓器提供を希望する意思があったり，そう推定できる患者に，その機会を与えないことになってしまいます。

Key phrase

> 今すぐに結論を出していただかなくてもかまいません。とても大切なことですから，他のご家族やご親族の皆さんと相談されるのもいいと思います。
> 今日はこのことを一度持ち帰っていただいて，皆さんで十分話し合っていただいてから，お返事をいただければと思います。

　脳死下臓器提供をするという選択は，治療の差し控えや中止を決めることと同様に非常に重い決断です。この症例では母親が臓器提供を行う方向に心が動いているようですが，父親にはまだ迷いがありますし，母親の気持ちが変化することも十分に考えられます。

　臓器提供をするかしないかの決断をするまでの時間の猶予は患者の状況により異なります。時間的な余裕がどれくらいあるのかを伝え，患者の家族が十分納得できるまで話し合った上で結論を出していただくのが大切と思います。あるいは，時間の猶予があまりないことを伝えた上で，特に期限は設けずに自発的に返事をしてくるのを待つのも１つの方法です。その場合は，「お返事があるまでにお亡くなりになる可能性もあります」と伝えたほうが良いかもしれません。

　このシナリオは，最終的な結論が出る前で終わっていますが，法的脳死判定で脳死と判定されなかったり，最終的に家族が臓器提供に同意しない場合は，治療の差し控えや中止も含めた，通常の集中治療終末期のgoals-of-care discussionを続けることになります（➡p.51）。

臓器提供を含めた
意思決定支援の進め方を考える

　脳死下臓器提供の選択肢を含めた意思決定支援の解説（➡p.152）で，筆者があえて「脳死下臓器提供の選択肢を提示することも，現在の<u>日本の集中治療医</u>がやらなくてはならないタスク」である，と書いたのには理由があります。

　筆者が集中治療を学んだ米国では，日本とは異なり，集中治療医を含め脳死患者の診療に関わっている医療者は，脳死の宣告はしても，その先の臓器提供に関する話はしません。また，米国では，「臨床的脳死」と「法的脳死」という区別はなく，「脳死」と医学的に判定された時点で，その患者の死亡が確定します。その後，日本の移植コーディネーターに当たる専門職が，診療チームのいないところで臓器提供に関する説明をします。

　なぜ，そのような仕組みになっているのかというと，治療を尽くしてきた診療チームが臓器提供の意思の有無を確認した場合，家族などから，あたかも医療者がその患者の治療から撤退し，臓器を「取りたがっている」ように思われてしまう可能性があるからです。

　日本では，2022年度の診療報酬改定により，患者の治療に直接関わらない「入院時重症患者対応メディエーター（以下，メディエーター）」という重症疾患患者とのコミュニケーションを担う職種の配置に診療報酬がつくようになり，その育成が進められています。将来的には日本でも，メディエーターなどの専門職種が診療チームと協働し，脳死患者の家族と臓器提供に関する話をするようになるのかもしれません。

　あわただしい救急・集中治療の現場で，医師だけで脳死下臓器提供に至るまでの意思決定のために十分な話し合いの時間をもつことが難しいこともあるでしょう。しかしながら，臨床倫理学や臨床死生学の研究で著名な会田による〈脳死患者における人工呼吸器の中止に関する救急医を対象とした質的研究〉によると，「臓器提供が患者家族のグリーフ・ケアになった」症例も報告されており，臓器提供という選択肢について逸らさずに話し合うことで，

遺される家族の心も救われる可能性があると考えられます。REMAPの流れの中で，メディエーターが時間をかけてじっくりとMapを行い，その内容をもとに医師がAlign, Planを行うことで，より良い意思決定ができる可能性があると思われます。下の表に，REMAPを用いた医師とメディエーターによる脳死下臓器移植に関する意思決定支援の例を示します。

　診療に携わってきた医療チームが信頼関係を築き，意思決定を一緒に行ってこそ（shared decision making），家族が臓器提供という大きな決断に踏み切れるということなのかもしれません。

表｜REMAP：医師とメディエーターによる脳死下臓器提供における意思決定支援

ステップ	言葉かけの例	役割分担・ポイント
Reframe 臨床的脳死の状態であることを伝える	SPIKESのSetup, Perception, Invitationのスキルを使った医師による会話の導入： 「大切なお話があります」warning shot 「〇〇さんは，脳死である可能性が高いです」headline 1（事実） 「脳死であるということは，意識は戻らず，いずれ，死に至るということです」headline 2（意味）	●会話に参加する人物のSetupとして，医師，看護師，メディエーターが同席できるとよい。 ●まず医師からの病状説明として，これまでの経過から脳死が強く疑われる状況であることを告知する。
Expect emotion 感情に対応する	医療チームによるNURSEのスキルを使った対応： 「このようなことを聞かれて，驚かれましたよね」Naming 「お気持ちお察しします」Understanding 「〇〇さんのことをとても大切に思っていらっしゃるのですね」Respecting 「私たちは最後まで〇〇さんやご家族にできることをさせていただきたいと思っています」Supporting 「今，どのようなお気持ちでしょうか？」Exploring	●医師以外に同席している看護師やメディエーターも，NURSEのスキルを使用して患者の家族の感情に対応することができると，より効果的に進められる。
Map 臓器提供が患者本人の価値観に合った選択肢であるかを掘り下げる	医師によるMapの切り出しと，メディエーターによるMapの継続： 医師「今後の治療について，お話を進めてもよろしいでしょうか？」 医師「脳死と判定された場合，脳死下臓器提供が治療の選択肢の1つとなります。これからの治療方針を決めていく上で，臓器提供が〇〇さんの価値観に合った方針となるかどうか知りたいので，時間をとって詳しくお話を聞かせていただいてもよいでしょうか？」	●医師が「脳死下臓器移植」の選択肢を提示してMapを切り出す。 ●ここでメディエーターが時間をかけてMapを続けることで，たとえ事前に臓器提供の意思表示がない場合であっても，患者の価値観を引き出して，臓器提供という選択肢がありうるかどうかを推し量る。

		メディエーター「これまで○○さんとご家族の間で，臓器提供などについて話し合われたことはありますか？」 「(ある場合) ○○さんは，どのような気持ちでそう言われたのだと思いますか？」 「(ない場合) これから○○さんにとってベストな治療方針を決めていくために，まず，○○さんがどんな方だったか聞かせていただいてもよろしいですか？」
Align 価値観に基づいた治療の方向性を確認する	医師によるAlign： 「今，お話を伺っていて，○○さんはこれまでずっと社会に貢献するためにがんばって来られた立派な方だったことがわかりました」	● メディエーターがMapしてきた情報をもとに，臓器提供が患者の価値観に合ったものであることを医師が確認する。
Plan 具体的な治療計画を立てる	医師によるPlan： 「脳死下臓器提供は，○○さんのこれまでの生き方や考え方に合った選択肢であると考えます。これから，臓器提供までの具体的な流れをお話しさせていただいてもよろしいでしょうか？」	● 最終的に，臓器提供が患者の価値観に沿っていると考えられた場合は，その方針を医師から提示する。

文献

1) 会田薫子：脳死患者における人工呼吸器の中止─救急医に対する質的研究. 生命倫理, 18(1); 11-21, 2008.

（伊藤 香）

なぜアドバンス・ケア・プランニング（ACP）は普及しないのか

　アドバンス・ケア・プラニング（ACP，日本では「人生会議」とも呼ばれています）とは，自分が将来病気になって，もしくはすでに罹っている病気が悪化し，自分で意思表示できない事態に備えて，自分の望む治療が受けられるように，自分の人生観や価値観を患者本人，家族（または代理意思決定者），そして医療者の間で共有するプロセスのことをいいます。

　こう書くとなんだか複雑なことのように聞こえるかもしれません。実際，一般的には多少なりとも終末期の話し合いをしている人は全体の約40％に過ぎません（「詳しく話し合っている」だけでなく「一応話し合っている」を含む）。残りの60％近くは話し合ったこともなく，その理由としては「きっかけがない」「必要性を感じない」「何を話していいかわからない」が大勢を占めています[1]。

　語弊を恐れずに言うと，ACPというのは「どのように生きたいか（何が生きがいか）？」「どうなったら死んだほうがましか？」という質問に各人が（自分が意思表示できない時は自分の代わりの誰かが）答えられるか，ということだと筆者は考えています。

ACPの要素は健康状態によって変わる

　ACPには，大きく分けて3つの要素が含まれています。大切な順に，❶自分の人生観や価値観を家族と共有する会話，❷代理意思決定者の指定，❸具体的な治療法に関する希望の決定，事前指示書（リビングウイル）への記載，となります。

　最も重要なのは❶です。❷は米国では指定された人が法的にも決定権をもつ，という意味合いがありますが，日本では家族内の同意で決断が下されることが多いと思うので，それほど重要ではないかもしれません。❸に関してはあれば助かりますが，それほど重要ではなくて，時には有害になることさえあります。例えば，事前指示書に示された本人の選択（延命治療を望む）

が明らかにその時の臨床状況にそぐわない場合（末期がんでこれ以上の延命治療はただ苦しみを長引かせるだけ），❶がなければ残された家族は本人の意思を尊重するべきなのかどうか余計に心理的に苦しむことになります。

　そして大切なのは，一口にACPといっても個々の健康状態によって話す内容が変わってくる，ということです。ACPの要素は，大まかに言って以下の🅐～🅒の段階に分けられます（表）。

　🅐は1年に1回くらい（例えば，家族がお正月やお盆に集まった時），「〇〇をする時が一番楽しい」とか，「自分に何かあったら，判断は〇〇に任せるよ」といった程度の話で十分です。この段階でのACPは医師の責任というよりも各人の責任のほうが大きく，したがって政府や自治体からの啓発が重要と思われます。

　🅑でも基本的には同じような内容を話すのですが，🅐との違いは，話をするのが1年に1回では少ないかもしれないという点です。がんの場合であれば，手術が終って退院した時，がんが再発して新しい抗がん剤を始める時，何かの理由で入院した時（もしくは退院した時）など，節目節目で❶に触れるのが望ましいです。さらに，「今後万が一病状が悪化したら，何が大切

表｜健康状態に応じてACPの要素は変わる

		重要度		
		❶ 自分の人生観や価値観を家族と共有する会話 （最も大切）	❷ 代理意思決定者の指定 （次に大切）	❸ 具体的な治療法に関する希望の決定，事前指示書（リビングウイル）への記載 （あれば助かる）
健康状態	🅐 健康な時	◎	○	×
	🅑 進行性の疾患（例：がん，心不全）や慢性疾患がある時	◎	○	×
	🅒 病状が進行して余命が短くなってきた時（半年～1年）	◎	○	△

か？」または「一番気がかりなことは何か？」といった将来起こりうるネガティブなことに関する質問を投げかけていく機会をつくる必要があります。可能であれば，「こうなったら死んだほうがまし」という思いを（もしあれば）共有できていると，非常に有用です。この段階では医療者側がACPを促す責任が大きくなってきます。ただ，この時点でも特定の治療に関する話し合いはそれほど重要ではありません。こういったACPを当たり前のことにしておくこと，そして折に触れて話し合っておくことが後々役に立ちます。

　●ではより状態が悪くなっていて，「万が一の時は」がよりリアルになります。この段階までにACPをしていると，ACPについての会話の心理的なハードルがだいぶ下がるでしょう。この時にはもし具体的なイメージがわくのであれば，❸の具体的な治療に関する本人の希望を共有できるといいかもしれません。しかし，ここでもそれ以上に❶が最も重要であることは変わりません。

大切なのは人生観や価値観を共有すること

　結局のところ，ACPというのはREMAPの項（➡p.52）で説明したMap（将来を見据え，重要な価値観を掘り下げる）の作業と同じです。必要なのは「人工呼吸や透析をやるか，やらないか」ではなくて，「本人がどんな人で，何を大切にしているか」という人生観や価値観を共有することです。そして，これは1回きりの「イベント」ではなくて，繰り返し行う「プロセス」です。その時の病状によって価値観は変わるかもしれませんが（そしてもちろん変わってもいいのですが），その移り変わりを含めて家族や医療者と共有できていることが肝心です。

　ACPでは❸までしないと完了しない，つまり心肺蘇生や人工呼吸などの具体的な治療についての意思を確認しなくてはならない，と考えている医師をよく見かけますが，それは誤解です。そもそも●や●の段階で，「将来人工呼吸を望むか？」「胃ろうを希望するか？」，などという質問に答えられるはずがありません。それはREMAPのMapをスキップしてPlanに進むようなもので，質問自体が間違っています。そしてこの誤解が，ACPのハードルを高くして普及の妨げになっている一因のように思います。事前指示書も，

もちろんあれば助かりますが，その紙切れよりも大切なのは，家族が本人の価値観をきちんと理解して納得しているかどうかです。

ACPを始めるのに早過ぎることはない

ACPは始めるのが早ければ早いほど（つまり🅐から，遅くとも🅑から始められていれば），より簡単で，より有用です。🅑から🅒への移行が不明瞭だったり，🅒と気づかないうちに終末期に対峙する，ということもよくあるからです。「もしもの時＝将来のネガティブな可能性」のことを考えるのは誰だって（医療者側も）嫌でしょうが，それを避けて先延ばしにすればするほど，会話はより難しくなります。

ACPを始めるのに早過ぎることはありません。ですから，医師が積極的に会話を促していく必要があります。終末期のことを話したこともない人が全体の60％，という数字は減らなければいけません。

ただ，逆に言うと4割の人は，終末期に関する話を多少なりともしたことがあるわけです。重い決断が必要になるのは🅒の時ですが，ここでは**Map**のスキルを用いて患者の価値観を尋ねなければいけません。仮に患者側が完璧なACPをしていて，「延命治療はしない」とまで決めていたとしても，救急外来で医師が「ここで挿管しなければ亡くなるわけですけど，それでいいですね？」という話し方をしてしまうと，「延命治療はしません」と答えられる家族は多くないでしょう。

実際は，ACPがなされていないせいで，必要な時に大切な決断をするための準備が不足している患者や家族がほとんどです。そうなると，悩みながら治療方針を決めていかなくてはいけないわけですが，せっかくACPがなされている患者の場合は，その価値観をきちんと汲み取れるようなコミュニケーションを心がけたいものです。

文献

1）厚生労働省 人生の最終段階における医療の普及・啓発の在り方に関する検討会：人生の最終段階における意識調査 報告書，p.32, 2018. https://www.mhlw.go.jp/toukei/list/dl/saisyuiryo_a_h29.pdf（2022年9月28日アクセス）

（中川俊一）

Appendix

臨床で使えるキーフレーズ

米国の Vital Talk 本部が作成しているテキストから，臨床で使いやすい
キーフレーズを紹介します。

⊙————**NURSE** 感情に対応するスキル

	キーフレーズ	注釈
Naming	"It sounds like you are frustrated" 「ご不満がおありのようですね」	In general, turn down the intensity a notch when you name the emotion. 一般的に，感情に名前を付けることによって患者さんの緊張感が和らぎます。
Understanding	"This helps me understand what you are thinking" 「お考えになっていることが伝わってきます」	Think of this as another kind of acknowledgment but stop short of suggesting you understand everything (you don't) これはある種の承認ともいえますが，短絡的にすべてを理解しているような話し方はしないほうがよいでしょう（実際，理解していないから）。
Respecting	"I can see you have really been trying to follow our instructions" 「本当にがんばって治療を続けてこられましたよね」	Remember that praise also fits in here e.g. "I think you have done a great job with this" ここで，「大変な治療でしたね」というように敬意を示すことも忘れないようにしましょう。
Supporting	"I will do my best to make sure you have what you need" 「ご希望をかなえられるよう最善を尽くします」	Making this kind of commitment is a powerful statement. このような言葉かけは，力強い励ましになります。
Exploring	"Could you say more about what you mean when you say that…" 「あなたがおっしゃった…について，もう少し詳しく話していただけませんか？」	Asking a focused question prevents this from seeming too obvious. 焦点を絞った質問をすることで，あからさまに掘り下げようとしていると思われないようにします。

Three fundamental skills 3つの基本的スキル

	キーフレーズ	注釈
Tell me more	"Tell me more about…" 「…について，もう少し詳しく話していただけませんか？」	Use when you are not sure what someone is talking about (rather than jump to an assumption). 相手が何を話しているのか，はっきりとわからない時に使います（思い込みや決めつけは避けます）。
Ask-tell-ask	"What do you think about…" 「…についてどう思われますか？」 "Here's what the tests show" 「検査結果はこの通りです」 "Does that make sense…?" 「理解していただけましたか？／おわかりいただけたでしょうか？」	Related to Assess-Knowledge-Respond in SPIKES. Think of this as one unit of information transfer. SPIKESのAssess-Knowledge-Respond（評価-伝達-対応）に関連しています。情報を伝える際の（会話の）パターンの1つとして考えます。
"I wish" statements	"I wish I could say that the chemo always works" 「化学療法が常に有効だといえたらいいのですが…」	Enables you to align with the patient while acknowledging the reality of the situation. 現状を伝えつつ患者に寄り添えるようになります。

REMAP 治療のゴールを決めるためのロードマップ

	キーフレーズ（言うこと，すること）
❶ Reframe why the status quo isn't working.	You may need to discuss serious news (e.g. a scan result) first. "Given this news, it seems like a good time to talk about what to do now" 最初に，悪い知らせ（例えば画像検査の結果）について話し合わなければならないかもしれません。 「この結果を受けて，今何をすべきかについてお話しするよい機会だと思います」 "We're in a different place" 「状況が変わってしまいました」
❷ Expect emotion & empathize	"It's hard to deal with all this" 「すべてのことに対応するのは大変ですよね」 "I can see you are really concerned about [x]" 「[x] のことを本当に心配に思われているのですね」

"Tell me more about that—what are you worried about?" "Is it ok for us to talk about what this means?"

「何を心配されているのか，もう少し詳しく話していただけませんか？」「これが何を意味するのか，話させていただいてもよろしいですか？」

❸ Map the future

"Given this situation, what's most important for you?"
「この状況で，あなたにとって何が一番重要ですか？」

"When you think about the future, are there things you want to do?"
「将来について考える時，したいことはありますか？」

"As you think towards the future, what concerns you?"
「将来のことを考える際，重要なことは何ですか？」

❹ Align with the patient's values

"As I listen to you, it sounds the most important things are [x, y, z]"
「お話を伺っていると，最も重要なことは [x, y, z] のようですね」

❺ Plan medical treatments that match patient values

"Here's what I can do now that will help you do those important things. What do you think about it?"
「あなたにとって大切なことをかなえるために，今私たちにできるのはこのようなことです。どう思われますか？」

EXTRA

Expect questions about more anticancer treatment

抗がん剤治療についてより多くの質問を予測する

"Here are the pros and cons of what you are asking about. Overall, my experience tells me that more chemo would do more harm than good at this point"
「こちらがご質問についてのメリットとデメリットです。総合的に見て，私の経験上，現時点でこれ以上の化学療法をするのは，良いことよりも害になることが多いように思います」

It's hard to say that though.
「そうは言っても難しいですよね」

EXTRA

Talk about services that would help before introducing hospice

ホスピスを紹介する前に，役立つサービスについて話す

"We've talked about wanting to conserve your energy for important things. One thing that can help us is having a nurse come to your house to can help us adjust your medicines so you don't have to come in to clinic so often"
「重要なことのために体力を温存したいというお話をしてきました。そのための1つの方法として，看護師がご自宅を訪問して薬を調整すれば，頻繁にクリニックに来ていただく必要はなくなりますよ」

"The best way I have to do that is to call hospice, because they can provide this service for us, and more"
「私が考えるベストな方法は，ホスピスに連絡することです。ホスピスでは，このようなサービスやそれ以上のことを提供してくれるでしょう」

おわりに

　この本の制作に取り組むにあたって，私は医師としての社会的使命の他に患者の家族としての個人的な必要性も同時に感じておりました。

　2021年3月に米国在住の父が動脈瘤性くも膜下出血で倒れ，昏睡状態となりました。まったく反応がない70歳の父を治療してくれたICUの担当医から，「70歳という年齢で，お父様はこれから気管切開と胃ろうをしてでも生き延びたいとおっしゃると思いますか？」と尋ねられました。救急医であり，緩和医療の研究者でありながら，この質問を聞いた時，私の頭の中は真っ白になりました。すぐには答えることができず，新たな疑問や担当医に聞きたい質問が頭の中を駆け巡るばかりで，どう答えていいのかわからなくなりました。

　その時，ふと思いつきました——緩和医療のコミュニケーションスキルトレーニング^{注)}を受けた医師なら，どのようにこの会話を運んでくれるだろう？　もし自分の担当医がそうでない場合，患者や家族はどうやって患者の価値観に一致した治療の判断をするのだろう？

　そして私は，息子という家族の立場から，緩和医療のコミュニケーションスキルを使って質問してみました。

注) コミュニケーションスキルトレーニングには，Vital Talkの他にもSerious Illness Conversation Guide（SICG）Training，ELNEC（The End-of-Life Nursing Education Consortium）など様々なものがあります。米国では多くの医療者が臨床研究または研修の一環として，緩和医療のコミュニケーションスキルトレーニングを受けています。

　「気にかけてくださってありがとうございます。どうやって質問に答えて良いかわからないので，まずはじめに少しだけ，父がどんな人だったか説明してもよろしいでしょうか？」（Ask for permission：許可を求める）

　「父は先日倒れるまでは毎週自家用機で飛び回り，友人を連れて船を出して釣りをしていました。うちには犬が4匹いて，車が3台，飛行機が2機，船が3隻あり，父は趣味に明け暮れる日々を送っていました。人と遊ぶのが大好きで，交友関係も下は20代から上は80代までと幅広く，実際，倒れた

時は友人たちとお寿司を食べながらお酒を飲んでいました。気管切開と胃ろう造設を選択した場合，寝たきりになり交友関係を再開することができないのであれば，父はその状態では生きる価値がないと言うと思います。でも飛行機を自分で操縦できないとしても交友関係を少しでも楽しめる可能性があるなら，生きる価値があり，それら（気管切開や胃ろう造設）を試してみたいと言うと思います」
(Explore values and preferences：価値観や大切にしていることを探る)
　担当医はうなずきながら，私の話を聞いてくれました。

　次に，臨床経験から想像できる最善と最悪のシナリオについて教えてもらいました。最善のシナリオは「意識が回復して，軽度から重度の身体障害が後遺症として残る」こと，最悪のシナリオは「意識が回復することなく，このまま他の合併症で命を落とす」ことでした。
(Explore best- and worst-case scenarios：最善と最悪のシナリオを探る)

　「父の話を聞いてくださってありがとうございました。先生が想像できる予後のシナリオについても，予測が難しく可能性にも幅があるということがよくわかりました。ありがとうございました」
(Summarize understanding：理解したことを端的に伝える)

　「父の人生観，臨床的なデータ，予測される予後などを考えた場合，先生はどのような治療方針をお勧めされますでしょうか？」
(Seek clinically feasible recommendation based on patient values：患者の価値観に基づき，臨床的に実行可能で勧められる方針を探す)

　担当医は，少し状況を見極める時間を稼ぐため気管切開と胃ろう造設を行い，もし数週間から数か月経っても回復の兆しが感じられなければ，その時にはホスピスに移ることを勧めると言いました。
　私は，予後が最善の方向にいくか最悪に傾くかの可能性には大きな幅があり，医学的に判断が難しいということを理解した上で，家族として担当医の治療方針に心から同意し，担当医に感謝しました。担当医は医学的な確率だ

けではなく，父がどのような人間で，どのような人生観をもっているかを踏まえた上で，難しい決断を私たち家族と一緒にしてくれたのです。

それは担当医にとっても難しく，責任を感じる決断だったと思います。未来は不明確で不安でいっぱいの状況の中，担当医が提示した治療方針は，私の家族としての判断に自信と希望を与えてくれました。

私たち「かんわとーく（旧バイタルトーク日本版）」のメンバーは，医療者としてのコミュニケーションスキルを磨くためにいろいろな試みをしています。しかし，この個人的な経験から私は，一般のコミュニケーションスキルのトレーニングを行っていない医師にも，この難しい治療方針を患者の価値観に基づいて決断する能力があると確信しました。

さらに，Vital Talkで教えるスキルは患者側から使うことも可能で，医師の潜在的な能力を引き出すツールでもあると感じました。本書で紹介したVital Talkのスキルは，患者側からも使ってもらうことで，医療者，患者双方にとってより望ましい終末期医療を実現することができると思います。

本書が医療者だけではなく，患者さんやご家族が難しい決断をしなければならない時，医療現場で使えるコミュニケーションスキルの貴重なヒントになることを祈っています。

大内 啓

索引